AF103854

# दिल जीतेगा

## हृदय रोगों पर विजय

# OrangeBooks Publication

1st Floor, Rajhans Arcade, Mall Road, Kohka, Bhilai, Chhattisgarh 490020

Website: **www.orangebooks.in**

---

### © Copyright, 2025, Author

All rights reserved. No part of this book may be reproduced, stored in a retrieval system, or transmitted, in any form by any means, electronic, mechanical, magnetic, optical, chemical, manual, photocopying, recording or otherwise, without the prior written consent of its writer.

**First Edition, 2025**
**ISBN:** 978-93-6554-011-6

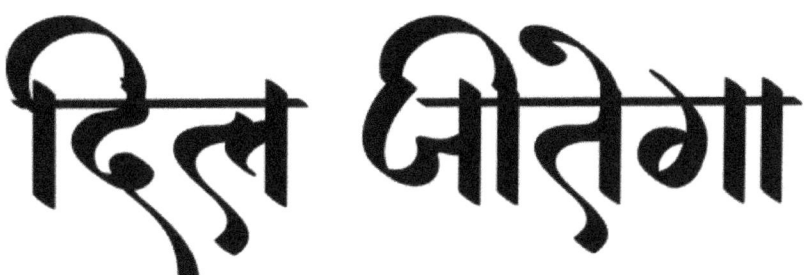

# दिल जीतेगा

## हृदय रोगोंपर विजय

### डॉ. अविनाश इनामदार

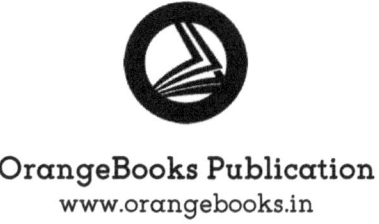

OrangeBooks Publication
www.orangebooks.in

# समर्पण

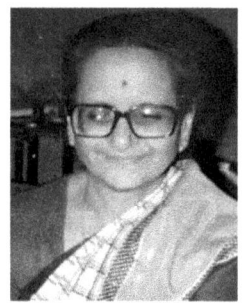

श्रीमती मालती इनामदार
एम्.ए., एम्.एड्., राष्ट्रभाषा रत्न
हिंदी विषयशिक्षिका, हिंदी प्रचारक

मैं यह पुस्तक अपनी पूजनीय माता श्रीमती मालती इनामदार को आदरपूर्वक समर्पित करता हूँ, जिन्होंने अपनी पचहत्तर वर्ष की आयु में इस पुस्तक का हिन्दी में अनुवाद किया।

धन्यवाद

हमारे गुरु डॉ। जीबी हम पारुलेकर (के.ई.एम. अस्पताल, मुंबई के पूर्व डीन) के बहुत आभारी हैं। वह एक प्रसिद्ध और अग्रणी कार्डियक सर्जन थे। उन्होंने हृदय विज्ञान में हमारे करियर के सभी चरणों में हमारा मार्गदर्शन किया। उन्होंने ही हमें आम जनता के लिए यह पुस्तक लिखने के लिए प्रेरित किया।

हम अपने हृदय रोगियों के प्रति बहुत आभारी हैं जो प्रेरणा के निरंतर स्रोत हैं। विपरीत परिस्थितियों में उनका साहस और लचीलापन हमें गहराई से छूता है और हमारे काम के प्रति हमारे जुनून को बढ़ाता रहता है।

मैं अपनी पत्नी डॉ. संजीवनी का बहुत आभारी हूं, जिन्होंने इस पुस्तक को लिखने के हर चरण में मेरी मदद की और मुझे प्रोत्साहित किया

डॉक्टर अविनाश ईनामदार, औंध, पूने ( महाराष्ट्र राज्य)
९८२२०३९८६३

# लेखक का परिचय

डॉ। अविनाश इनामदार:

एमएमसी/38566 (एमबीबीएस, एमएस, एमसीएच, एफआईएसीएस, फेलो, सेंट थॉमस हॉस्पिटल, लंदन।)

हार्ट सर्जन, लेखक, यूट्यूबर, योग चिकित्सक।

१९७६ एमबीबीएस

१९८१ एम.एस. (जनरल सर्जरी)

१९८५ सुपरस्पेशियलिटी परीक्षा 'एम.सी.एच.' कार्डियोथोरेसिक सर्जरी' उत्तीर्ण, बी. जे। मेडिकल कॉलेज, पूने

१९८७-१९८९ सेंट थॉमस अस्पताल, लंदन में कार्डिएक सर्जरी में विशेष प्रशिक्षण।

१९९२ 'उरो अस्पताल, औंध ' में मानद कार्डियक सर्जन (कार्डियोथोरेसिक सर्जन) महाराष्ट्र सरकार

१९९२ "कृष्णाजी इनामदार मेमोरियल हार्ट फाउंडेशन एंड रिसर्च सोसाइटी" के प्रबंधक के तहत, (कार्डियक सर्जन द्वारा शुरू किया गया) अपनी तरह का पहला अस्पताल पुने में स्थापित किया।

१९९३ चार किलोग्राम वजन वाले एक बच्चे में जन्मजात हृदय दोष की सफल ओपन हार्ट सर्जरी।

१९९५ पुणे के प्रसिद्ध वसंत व्याख्यानमाला में 'हृदय शल्य चिकित्सा 'हक़ीक़त और ग़लतफ़हमी' पर एक भाषण लोकप्रिय हुआ।

१९९६ 'द इनामदार हार्ट हॉस्पिटल ' में ओपन हार्ट सर्जरी की सुविधा उपलब्ध।

१९९७ दस महीने के 56 किलोग्राम के बच्चे की जटिल और जोखिम भरी ओपन हार्ट सर्जरी

२००१ 'पुणे की आशा' पुरस्कार, अपने क्षेत्र में शानदार प्रदर्शन करके पुणे का नाम रोशन किया।

२००२-२०१३ मानसेवी प्रोफेसर और कार्डिएक सर्जरी विभाग (सीवीटीएस) ससून अस्पताल के प्रमुख और बी. जे. मेडिकल कॉलेज में इस पद पर रहते हुए उन्होंने मानद सेवा की। पुणे के कई निजी अस्पतालों में दिल की सर्जरी की गई।

२००१-२०१३ परीक्षक और शिक्षक, एमसीएच (हृदय सर्जरी) (महाराष्ट्र स्वास्थ्य विज्ञान विश्वविद्यालय)

२००३ महा रोहिणी के गुब्बारे को काटने और प्लास्टिक कृत्रिम महा रोहिणी को प्रत्यारोपित करने का जोखिम भरा ऑपरेशन सफल।

१९८५-२०२४ कुल अनुभव 40 वर्ष। अब तक 12,000 से अधिक हृदय शल्य चिकित्साएँ की जा चुकी हैं और उनमें से 4000 हृदय शल्य चिकित्साएँ सरकारी अस्पतालों में एक मनोचिकित्सक प्रोफेसर के रूप में पूरी तरह से निःशुल्क की गई हैं। कई शोध पत्र लिखे और स्थानीय और विदेशी कार्यशाला में भाग लिया

२०२४ वर्तमान में 'हृदयरोग बंधक उपचार योजना' और 'बायोलॉजिकल एज रिवर्सल' पर ऑनलाइन वर्क स्कूल कर रहा हूं और "द इंसामदार हार्ट क्लिनिक" औंध, पुणे में परामर्श कर रहे हैं। (theinamdarheartclinic.com) +919822022432

# मन की बात

मेरा बचपन पिंपरी (ज़िला पुने) में, हिंदुस्तान एंटीबायोटिक्स कॉलोनी में बीता! विभिन्न पुष्पों के मधु का आनंद लिया, नृत्य किया और स्कूली शिक्षा प्राप्त की! एक अच्छे और होशियार लड़के के रूप में संतुष्ट था! मेरी मां उसी स्कूल में टीचर थीं और पिता एच.ए. लिमिटेड, पिंपरी के एक इंजीनियर थे। बचपन दोस्तों और भाई-बहनों के साथ वहीं के खुले वातावरण में ख़त्म हुआ! फर्ग्यूसन कॉलेज से स्नातक होने के बाद, मैंने चिकित्सा के क्षेत्र में जाने का निश्चय किया। मेरी तपस्या मेरे माता-पिता के सुख की छाया से प्रारंभ हुई। घर का माहौल बहुत अच्छा था! पढ़ाई के साथ-साथ पढ़ने से अच्छे विचार और संस्कार विकसित होते थे। युवावस्था मृग की नम धारा मानी जाती है। यह ज्ञात था कि सृष्टि के मौसम में जो बोया जाता है वह बढ़ता है! मेरे ईमानदार प्रयास रंग लाए! मैं एमबीबीएस हो गया।

अब 'एमडी' या 'एमएस' , यह एक प्रश्न चिन्ह था! मन मान गया और सर्जरी की ओर मुड़ गया। मानो यह ईश्वर का संकेत हो!! मेरे दृढ़ संकल्प और मेरे परिवार के समर्थन के बाद, 'एम.एस' पास हो गया। तब तक पढ़ाई ही जुनून थी। दृढ़ संकल्प, समर्पण और अनुशासन के कारण सफलता मिल गई।

अब नियति का खेल शुरू हो गया था. हमारे बंगले की एक मंजिल पर एक छोटा सा अस्पताल बनाना मेरे पिता का सपना था! प्रयास भी वैसे ही शुरू हो रहे थे। लेकिन नियति ने हस्तक्षेप किया. मेरे पिता की तबीयत अचानक खराब हो गई। जोरदार दिल का दौरा पड गया। १९८३ में चेन्नई में उनका बायपास ऑपरेशन कराना पड़ा! तब मुझे एन ए एम वाडिया इंस्टिट्यूट ऑफ़ कार्डियोलॉजी में नौकरी मिल गयी। हार्ट सर्जरी का ज्ञान समझते हुए पिता की गंभीर बीमारी भी मन में घर कर गई थी। हम सभी हर दिन तनाव में बिता रहे थे। बीच में एक नई जिंदगी मिलने का अहसास हुआ। उसी समय, मेरी डॉ. संजीवनी के साथ शादी भी हो गई।

पहली सर्जरी के बाद, मेरे पिता ने मृत्यु पर काबू पा लिया था, लेकिन आठ महीने बाद, उन्हें फिर से पीड़ा हुई और दूसरी बार भी वही स्थिति रही। दूसरी सर्जरी के लिए तैयार होना था! कायर मौत ने उन्हें मेज पर बेहोश कर दिया और मेरी जिंदगी ने एक अलग मोड़ ले लिया! पिताजी इस दुनिया में नहीं रहे।

जब लगा कि किनारा मिल गया है, तभी एक स्थिति ऐसी आई कि हमें लहरों से लड़ने के लिए तैयार होना पड़ा। मैंने बहुत सोचा। मैंने अनुभव किया कि हमारे जैसे सामान्य परिवारों में लोगों के लिए तीन बच्चों की शिक्षा, भविष्य की अनिश्चितता और दो सर्जरी के लिए पैसे का इंतजाम आदि की कठिनाइयों का सामना करना कितना कठिन था। सोच रहा हूँ कि क्या तूफ़ान यह परखने के लिए होते हैं कि हम क्या हैं और हम क्या हो सकते हैं? और मैंने एक नया संकल्प रखा! जिस हाथ से सर्जरी कर रहा था, उसी हाथ की उंगलियों से बाबा की तस्वीर पर अपना खून लगाया और समाज के आम लोगों और साथी पीड़ितों के साथ समर्पण की भावना के साथ संचिता का सामना करने का संकल्प लिया।

मैं आज तक इस व्रत के प्रति जागता रहा हूं और जागता रहूंगा। मेरी पत्नी डॉ. संजीवनी भी मेरा साथ दे रही हैं. वह एक प्रसिद्ध "कार्डियक एनेस्थेसियोलॉजिस्ट" हैं। लड़की भी सहयात्री है। वह एक "इंटरवेन्शनल कार्डियोलॉजिस्ट" है और हम तीनों एकसाथ काम करते है। हालाँकि मैं पैसों के मामले में बहुत अमीर नहीं हूँ, लेकिन मेरे मरीजों द्वारा दिये गये दुआएँ मेरे खजाने में बहुत है। भगवान मुझे इस काम में आशीर्वाद दें. यही प्रार्थना है!

डॉक्टर अविनाश ईनामदार, औंध, पूने ( महाराष्ट्र राज्य)<br/>
९८२२०३९८६३

# अनुक्रमणिका

१. हृदयरचना और कार्य .................................................. 1

2. हृदयरोग के बारे में सलाह .......................................... 4

3. हृदयविकार: कारण और उपाय ..................................... 8

४. हृदयविकार और जाँच – परीक्षा ................................. 11

५. सीने में दर्द? क्या करें? आसान है । ......................... 15

६. "सी.पी.आर.". बंद हृदय शुरू करने का यंत्र ................ 19

७. जीना है। खा पीकर? ना...। ..................................... 23

८. हृदयविकार और कसरत ............................................ 27

९. मानसिक स्वास्थ और हृदयविकार .............................. 31

१०. उच्च रक्तचाप और हृदयविकार ................................ 35

११. मधुमेह और हृदयविकार .......................................... 39

१२. स्थूलता और हृदयविकार ......................................... 43

१३. तमाकू - मद्यपान और हृदयविकार .......................... 47

१४. गर्भधारणा और हृदयशस्त्रक्रिया ............................... 51

१५. भारतीयों के हृदयविकार ......................................... 54

१६. भारत: हृदयविकार और उपचार ............................... 59

१७. हृदयविकार: मति और भ्रांति .................................. 62

१८. शल्यचिकित्सा के निर्धारित लाभ ............................. 65

| १९. हृदयशस्त्रक्रिया के लिए सही समय | 68 |
| २०. हृदयशस्त्रक्रिया के खतरे | 71 |
| २१. हृदय की कृत्रिम वाल्व: एक वरदान | 74 |
| २२. अँजियोप्लास्टी या बायपास सर्जरी एक प्रज्वलित प्रश्न | 78 |
| २३. बायपास सर्जरी – परिवर्तित होते रुप | 83 |
| २४. बीटिंग हार्ट सर्जरी का नया दौर | 86 |
| २५. वयस्क रुग्ण और शल्यचिकित्सा | 89 |
| २६. हृदयशस्त्रक्रिया – छोटे बालकों पर | 92 |
| २७. हृदयशस्त्रक्रिया: रक्तस्त्राव और रक्त की माँग | 95 |
| २८. हृदयशल्यचिकित्सा और एड्स | 97 |
| २९. हृदयशस्त्रक्रिया के बाद की सावधानी (भाग १) | 100 |
| ३०. हृदयशस्त्रक्रिया के बाद की सावधानी (भाग २) | 103 |
| ३१. पेसमेकर: हृदय का जनरेटर | 106 |
| ३२. हृदयशल्यक्रिया के लिए आवश्यक संज्ञाहरणतंत्र | 110 |
| ३३. हृदयशल्य चिकित्सागृह | 113 |
| ३४. हृदयशल्यक्रिया और यंत्रसामग्री | 116 |
| ३५. संज्ञाहरणतंत्रज्ञ और परफ्युजनिस्ट | 119 |
| ३६. हृदयशस्त्रक्रिया: खर्चा | 122 |
| ३७. शस्त्रक्रिया के लिए खर्च की उपाययोजना | 125 |
| ३८. बीमा योजना कानून और हृदयविकार | 128 |
| ३९. हृदयरुग्ण और रिश्तेदारों की मानसिकता | 132 |
| ४०. हृदयरोग विशेषज्ञ होना याने भगीरथ प्रयत्न करना | 136 |
| ४१. कार्डियॅक ऑम्ब्युलन्स सेवा – समय की माँग | 139 |

४२. अन्य उपचार पद्धति ................................................ 142

४३. हृदयरोपण शल्यचिकित्सा: एक जीवनदान ........................ 146

४४. कृत्रिम हृदय .................................................... 149

४५. यंत्रमानव से शल्यचिकित्सा ..................................... 152

४६. हृदयरोगोपचार और व्यावसायिकता .............................. 155

४७. चमत्कारी हृदय ................................................ 158

४८. हृदय: एक प्रेम का प्रतीक ..................................... 161

# १. हृदयरचना और कार्य

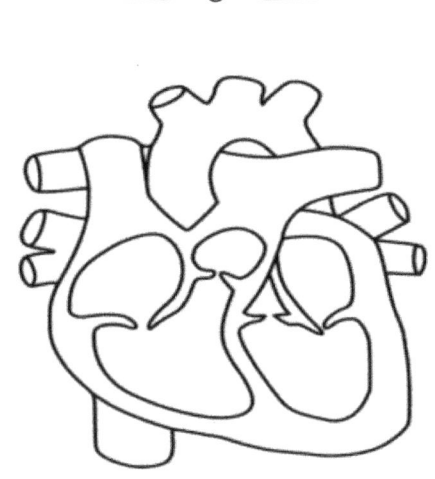

***चित्र सौजन्य : ओपन क्लिप आर्ट , पिक्साबे***

हृदय, शरीर का सर्वश्रेष्ठ अवयव है। उसका दोषरहीत रहना सुदृढ शरीर के लिए अत्यावश्यक है। किसी दोषी अपराधी मनुष्य का गुनाह साबित करना भी आसान बात है लेकिन केवल प्राथमिक जांच में शारीरिक दृष्टि से मरीज की निर्दोषता निश्चित रूप से बताना कुछ आसान बात नहीं है। हृदय की निर्दोष रचना और कार्यपद्धति जानना इसलिए जरूरी है।

विकार विरहीत हृदय किसी आदमी की बंद की हुई मुठ्ठी के आकार का होता है। सामान्यतः पुरूषों में तीन सौ ग्रॅम और महिलाओं में अढाई सौ ग्रॅम इतना हृदय का वजन होता है। उसका स्थान मानों एक प्रकार की अलमारी के सुरक्षित खाने में बंदिस्त रहता है। हृदय की दोनों बाजुओं की ओर फेफडे होते हैं । सामने पसलियों की मध्यभाग की हड्डी (उरोस्थि) होती है। पार्श्व में पाँचवे से आठवे तक के कशेरुकों के गात्र स्थित है। हृदय के इर्दगीर्द एक नैसर्गिक हृदय-आवरण रहता है, उसे 'पेरिकार्डियम' कहा जाता है। हृदय का स्नायुजन्य भाग (मायोकार्डियम) (हृदयपेशी) जो एक अद्वितीय स्नायु माना जाता है। यह अविराम बिना ठहरे आकुंचित होनेवाला स्नायु है। हृदय की दाहिनी ओर के दो कोष्ठ (दाहिना अलिंद और दाहिना निलय  पूरे शरीर से आया हुआ

अशुद्ध रक्त फेफडे की ओर शुद्धिकरण के कार्य के लिए ढकेलने का काम करते रहते हैं । और बायीं ओर के दो कोष्ठ (बायाँ अलिंद और बायाँ निलय) जो फुफ्फुस से शुद्ध हो के निकलने वाला रक्त पूरे शरीर पहुँचाने का काम करते हैं । संक्षेप में कहा जाय तो हृदय नामक माँस का यह थैला सच्चे अर्थ से रक्त की धारा को प्रवाहित करने वाला पंप समझा जाता है। रक्तप्रवास एक ही तरफ से हो इस उद्देश से चारों कोष्ठों के ऊपर एकेक कपाटिका (वाल्व) होती है। इन कपाटिकाओं के कारण बुँदभर भी रक्त बाहर नहीं गलता । उसकी झिल्लियाँ बहुत नाजुक होती है। दोनों कोष्ठों के दोनों पर्दे संलग्न रहते हैं । इन पर्दों को अगर सूराख (छिद्र) हो या कपाटिकाओं में से रक्त गल जाए तो उसे हृदयरचना का दोष माना जाता है।

हृदय के आसपास की 'करोनरी' नामक रक्तवाहिकाएँ महारोहिणी से निकलती है। दाहिनी रक्तवाहिका हृदय के दाहिने ओर के स्नायु को रक्त पहुँचाती है और बायीं ओर की प्रमुख वाहिनी दो भागों में विभाजित होती है। उसमें से एक नलिका हृदय के सामने आती है, उसे 'लेफ्ट अँटेरियर डिसेंडिंग सिस्टिम' कहा जाता है। यह हृदय के प्रमुख बायें खाने को और बड़े पर्दे को रक्त पहुँचाती है। दूसरी को 'सर्कमफ्लेक्स सिस्टिम' कहा जाता है। यह नलिका हृदय के पिछले स्नायु तक रक्त का संभरण करती है। हृदय के दाहिने खाने के ऊपर हृदय का विद्युत निर्मिती केंद्र होता है। यहाँ सूक्ष्म मात्रा में ऊर्जानिर्मिती होकर नीचे के विद्युतनिर्मिती केंद्र में जाकर स्नायु की ओर विस्तारित होती है। इससे हृदय के स्नायु सिकुड जाते हैं ।

सामान्यतः एक हृदयचक्र पूरा होने तक की हृदय की स्पंदने () एक मिनट में बाहत्तर बार हो इस अंदाज से ये विद्युतकेंद्र कार्यरत रहते हैं । इन केंद्रो में कुछ पैदाइशी दोष निर्माण होनेपर हृदय की गति कम या ज्यादा हो सकती है।

हृदय के स्नायु की मोटाई भिन्न भिन्न कोष्ठों के अनुसार कम या ज्यादा होती है। ये स्नायु तीन स्तरों के होते हैं , उसे एपिकार्डियम और एंडोकार्डियम (हृदांतःस्तर) कहा जाता है। हृदय वक्षस्थल की बायीं बाजू में होता है, लेकिन कहीं कहीं दाहिने ओर में भी हो सकता है। उसे डेस्ट्रोकार्डिया कहा जाता है।

गर्भ में हृदय की निर्मिती गर्भावास के तिसरे हफ्ते से आठवें हफ्ते तक होती है । गर्भाशय में बालक के फेफडे काम नहीं करते। मतलब यह निक्रिय रहता है। गर्भ को शुद्ध रक्त माता के रक्तद्वारा मिलता है। माता के गर्भाशय से झिल्ली द्वारा और 'अंब्लिकल व्हेन' द्वारा शुद्ध रक्त गर्भ

के हृद्य में पहुँचता हैं। उसके बाद 'डक्टस आर्टिरियोरस' नामक रक्तवाहिका द्वारा आगे शरीर की ओर पहुँचता है।

नवजात शिशु के जन्म के बाद उसकी झिल्ली काट दी जाती है और वह श्वास लेने लगता है। फेफडे की ओर जानेवाला रक्तप्रवास अब बढ जाता है। साथ - साथ 'डक्टस आटिरियोरस' नामक नलिका आकुंचित होती है। तब तक यह नलिका शुद्ध फेफडे की ओर बायपास करने का कार्य गर्भाशय में करती थी वह बंद हो जाती है। उसका रक्तप्रवास कुछ घंटों में बंद होता है। यह नलिका कुछ कारणों से बंद न होने पर उसे शस्त्रक्रिया द्वारा बंद करना पडता है। उसे पी.डी.ए. अर्थात 'पटंट डक्टस आर्टिरियोरस' कहा जाता है।

हृदय रचना में अनेक प्रकार के दोष होते हैं। कुछ विकारों का निदान गर्भाशय में रहते हुए 'फिटल एकोकार्डियोग्राफी' की सहायता से किया जाता है। कभी - कभी कुछ दोष सीधे सादे होते हैं जिन में शस्त्रक्रिया के खतरे बहुत कम होते हैं , लेकिन कुछ दोष जटिल भी होते हैं। उसे ठीक करने के लिए भारी कठिन शल्यक्रिया करनी पड़ती है।

हृदय का कार्य जन्म से मृत्युतक लगातार चलता रहता है। यह अत्यंत कार्यक्षम और कभी हडताल न करनेवाला अवयक है। उसे दो स्पंदनों के बीच में ही केवल विश्राम मिलता है। हृदय का स्नायु, झॉप और रक्तनलिकाएँ आदि को चोट लगानेवाली बातों से दूर रखना जरूर है, इतना ही नहीं इस एकमेव अनन्यसाधारण अवयव को हानिकारक खाने की चीजों से और विषैले पदार्थों के सेवन से दूर रखना आवश्यक है। विज्ञान कितना ही प्रगत हो, कृत्रिम हृदय प्राप्त हो, यंत्रमानवशल्यचिकित्सक उपलब्ध हो फिर भी खुद के नैसर्गिक निर्दोष हृदय के लिए दूसरा अच्छा विकल्प नहीं है, यह बात ध्यान में रखने लायक है।

शरीर में जितने भी महत्वपूर्ण अवयवों की संख्याएँ है, जैसे आँखे, कान, फेफडे, हाथ, पाँव, मूत्रपिंड (Kidney). इतना ही नही यकृत और मस्तिष्क के भी दो-दो भाग होते हैं।

इन सबमें अपवाद स्वरूप है केवल हृदय और अपनी जिव्हा। पते की बात यह है कि प्रकृति ने चेतावनी देते हुए मानों हृदय जिव्हा एक रखी है। इन अतिमहत्वपूर्ण अवयवों की सुरक्षा के लिए सावधानी और संयम बरतने की मानों हमें सूचना दी है।

# २ . ह्रदयरोग के बारे में सलाह

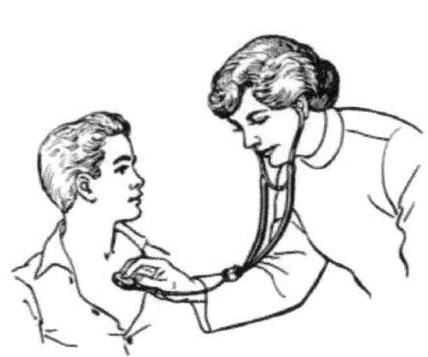

***चित्र सौजन्य : पिक्साबे***

मुझे लगता है, मनुष्य सबसे निःस्वार्थी प्राणी है। वह ह्रदय जैसे स्वयं का सबसे महत्वपूर्ण अवयव के प्रति उपेक्षा बरतता है। शरीर की या विशेषतः ह्रदय की शिकायत के बारे में भी टालमटोल की जाती है। 'मुझे कुछ नहीं होगा, मेरा ह्रदय तो फौलाद का बना है' ऐसे विचारों पर उसका पक्का विश्वास रहता है।

सच देखा जाय तो ह्रदयविकारतज्ज्ञ या साधु संत भी ह्रदयरोग से मुक्त नहीं हैं। बीमार ह्रदय की जाँच और उपचारों के बारे में सलाह लेते समय मनुष्य से समय और अर्थव्यय के मामले में बडी मात्रा में काटछाट और कंजूसी की जाती है। एकाध साडी, वाहन या फ्लैट खरीदना हो तो बहुत ज्यादा पूछताछ की जाती है। अनेक लोगों के साथ विचार विमर्श किया जाता है। लेकिन ह्रदय की बीमारी के प्रति सजगता का अभाव दिखायी देता है। आराम से सुविधा के अनुसार और किसी से भी जाँच करवाई जाती है। और उनकी सलाह पर श्रद्धा रखी जाती है। आगे चलकर यह बात शायद गंभीर बन सकती है।

किस डॉक्टर की सलाह पर गंभीरता से विचार करना आवश्यक है उसके बारे में अनेक मरीजों का अज्ञान रहता है। सामान्यतः परिवार के, घर में आनेजाने वाले सगे संबंधियों की राय ली

जाती है अथवा वयोवृद्ध अनुभवी सामान्य चिकित्सक का अभिमत प्रमाण माना जाता है, किंतु किसी जवान हृदयविकार विशेषज्ञ के परामर्श के बारे में इस प्रकार अनेकों से सलाह मशविरा करने के बाद उन में एक राय हो तो कुछ वैज्ञानिक संकट पैदा नहीं होता लेकिन मतभेद हो तो उनमे विचित्र परिस्थिति निर्माण होती है। किसी का दिल दुखाना या चोट पहुँचाना तो रिश्तेदारों को भी अच्छा नहीं लगता। ऐसी हालत में सब की थोडी-थोडी सहमति का विचार होता है और किसी भी ठोस उपचार पर निर्माण नहीं लिया जाता ।

जन्मजात हृदय दोषों पर इलाज और उपाय योजना करने का संकट उपस्थित हो तो उसके बारे में तो परिवार में हलचल मच जाती है।

'ए.एस.डी.', 'व्ही.एस.डी.', 'पी.डी.ए.' आदि जैसी हृदय की सीधी खराबियाँ तो शल्यक्रिया द्वारा पूर्णतया दुरूस्त की जाती है लेकिन सही समय पर उपाय करना महत्वपूर्ण बात है। जन्मतः हृदय के पर्दे को सूराख हो तो शल्यक्रिया का उपाय त्याज्य माना जाता है । यही सूराख आठ दस सालों के बाद अपने आप बुझ जाने की संभावना पर कुछ संदिग्ध अनिश्चित मार्गदर्शन किया जाता है। अंशतः यह बात गलत नहीं है लेकिन इस प्रकार का निश्चय करने से पहले कुछ महत्वपूर्ण जाँच परीक्षा करके उसके बारे में निश्चित सच्चाई का सामने आना आवश्यक है। उसके साथ सुराख का आकार प्रकार, बाये भाग से दाई ओर जानेवाले रक्तप्रवास की मात्रा और हृदय के कपाटिया (वाल्व) का रक्तचाप इन सारी बातों का विचार करके सलाह देना पड़ती है। शस्त्रक्रिया की बिलकुल जरूरत नहीं है, इसी प्रकार की सलाह देने में ज्यादा खतरा होता है।

जो विचार शल्यक्रिया के विरोध में हो वही पालकों को आकर्षक और सुविधाजनक लगता है, लेकिन उसकी सचाई आजमाना जरूरी है। शल्यक्रिया का गरजमंद रूग्ण अगर आठ दस साल छिद्र अपने आप बुझ जाने की आशा से शस्त्रक्रिया से दूर रह जाये तो उसकी तकलीफ बढने की संभावना है। उसके फेफडे का रक्तचाप बहुत बढा हुआ दिखायी देता है और शल्यक्रिया का खतरा भी बढता है और विवश होकर शल्यक्रिया को ना होने देने का पश्चाताप स्वीकारना पडता है। उसे 'रिव्हर्सल ऑफ शन्ट' अथवा 'आयसेनमेंगर कॉम्प्लेक्स' कहा जाता है। ऐसी अंतिम स्थिति का सामना करने वाले अनेक मरीज हमारे व्यवसाय में दिख पडते हैं, यह देखकर मन दुखी होता है।

जो हृदयदोषी बहुत कम खतरा लेकर शस्त्रक्रिया द्वारा तंदुरूस्त होकर व्याधि से मुक्तता पा सकता था वही अब इतनी कम उम्र में जीवन के आखिरी दिनों की गिनती करता हुआ दिखाई देता है।

समझदारी की बात यही है कि योग्य सलाह लेकर ठीक तरह से जाँच करवा के आगे की उपचार पद्धती का निर्णय उचित समयपर और गंभीरता से ले लिया जाए।

कई साल पहले चिकित्सा महाविद्यालय में शिक्षा लेने वाला एक मरीज विद्यार्थी मेरे पास आया। उसकी मायट्रल द्विदल वाल्व गठिया के कारण तंग संकरी हुई थी। इसके कारण रक्तप्रवाह आगे नहीं खसकता था। महारोहिणी में स्थित रक्तचाप की तुलना में फेफडे का रक्तदाब ज्यादा हुआ था। इसका परिणाम यही हुआ कि दाहिनी बाजू की दोनों कपाटिकाओं के दक्कन से रक्त गल जाता था। (ट्रायकस्पीड और पल्मोनरी) यह मरीज अनेक सालों तक शहर के एक मशहूर डॉक्टर से हर दो महीनों में शारीरिक छानबीन कर लेता था। हर बार 'ई.सी.जी.' निकालता था लेकिन हृदय के संदर्भ में जरूरी अगली जाँच -परीक्षा नहीं होती थी। दवा बदल के दी जाती थी। लेकिन मरीज की बीमारी कम नहीं होती थी। उसका वजन कम होता जा रहा था। थोडा चलना भी उसे कठिन होता था। साँस भी फूलती थी। "शस्त्रक्रीया का नाम भी मत ले लो, तुम्हारी तीनों कपाटिकाएँ निकम्मी हो गयी है, उसे बदलना पडेगा लेकिन उसमें बहुत खतरा है और खर्च भी जबरदस्त है" ऐसा उसे बताया गया था।

वह मरीज मेरे पास आया। मैने परीक्षण किया। उसके शरीर में प्रमुख दोष था 'मायट्रल वाल्व' में। एक छोटी शल्यक्रिया करके जब 'मायट्रल वाल्व' खोल दी। उस समय बलून से वाल्व खोलने की तकनीक शुरू हुई थी। शल्यक्रिया के बाद फेफडे का रक्तदाब तुरंत कम हुआ। एक हफ्तें दाहिने वाल्व का गलना बंद हुआ और उसकी तकलीफ दूर हुई। कम से कम खर्च में सब काम पूरा हुआ। छह महीनों बाद उसका वजन पहले से डेढ गुना बढ गया। बाद में उसे पहचाचना भी मुश्किल हुआ। मैंने उसे पूछा 'इतने दिनों में किसी हृदयविकारतज्ज्ञ की सलाह क्यो नहीं ली?' तब वह चकरा गया। उसके निरंतर 'ई.सी.जी.' निकालने वाले डॉक्टर मशहूर हृदयविकार तज्ज्ञ ही है इसी संभ्रम में वह था।

मेरे मित्र के पिताजी को उनकी सत्तर साल की उम्र में अचानक दिल का दौरा पड गया। इससे वे सही सलामत छूट भी गये। तब तज्ज्ञ डॉक्टर ने उनकी अंजियोग्राफी करने की जरूरत के बारे में उसे सलाह भी दी थी। लेकिन उन्हें जाँच जल्दी नहीं करनी थी। पंद्रह दिन विश्राम और दवा

नियमित लेकर उसे गाँव जाना था । इस विचार से सलाह ले ली गयी। इतनी उम्रवाले रूग्ण की जाँच या शस्त्रक्रिया व्यर्थ

समझकर उन्होंने गाँव में जाने की डॉक्टर से इजाजत ले ली। वह गाँव गया वहाँ उन्हे दूसरा दौरा पडा और उसकी मृत्यु हुई। वास्तव में रूग्ण के रिश्तेदार अमीर थे। रोगी की तबीयत भी मजबूत थी। उन्हे बाकी कोई भी बीमारी नहीं थी। कम से कम हृदय का एको और अँजियोग्राफी करके जाँच की हुई होती तो रोग की तीव्रता तो मालूम होती । आगे की उपाययोजना, विश्राम, दूर का प्रवास आदि के बारे में ठोस सलाह मिल गई होती।

कभी - कभी दौरे के बाद छाती की पीडा बंद होती है, कारण हृदय का स्नायु निकम्मा होता है। रोगी की तकलीफ दूर होती है, ऐसा लगता है और बाद में परीक्षण और उपचार नहीं किया जाता। परिणामतः बात जी पर आ बनती है। आजकल औसतन आयुष्यमान बढ गया है। इससे सत्तर साल की उम्र किसी हृदयरोगचिकित्सा या हृदयरोग निदान के लिए अपवादात्मक नहीं है।

तात्पर्य हृदयरोगनिदान, हृदय रोगोपचार और उसके परहेज करने के बारे में एक से ज्यादा मत लेना हमेशा हितकारक है। कम से कम जाँच के बारे में निर्णय लेने में ज्यादा समय बिताया जाए। नहीं तो मौका गंवाना पडेगा। बाद में कुछ अनिष्ट हो जाए तो जीवनभर मन को बात चुभती रहेगी।

इसप्रकार यह स्वाभिमानी हृदय का दुर्लक्षित होना हृदय को सहन नहीं होता, नहीं तो वह हृदय सदा के लिए रूठ सकता है।

# ३. हृदयविकार: कारण और उपाय

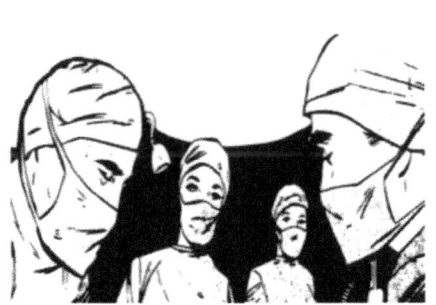

चित्र सौजन्य : ओपन क्लिप आर्ट , पिक्साबे

किसी मनुष्य को हृदय की पीडा हो जाय तो उसके साथ साथ घर के भी सारे रिश्तेदार भयभीत होते है और 'अब सब कुछ खत्म हुआ' तक के विचार से वे डर जाते हैं।

वास्तव में यह बात अनुचित और निराधार है। ज्यादा मात्रा में इस प्रकार से आशंकित रहना गलतफहमी के कारण या अज्ञान से होता है। इस विषय में लोगों की यह भ्रांतिदूर करने का यहाँ प्रयास किया गया है।

हृदयरोग का प्रमुखतया दो गुटों में वर्गीकरण किया जाता है। १) जन्मतः हुआ हृदयविकार, २) किसी कारण से उत्पन्न होनेवाले हृदयरोग।

जन्म के बाद उत्पन्न होनेवाले रोग तीन प्रकार के होते है। अ) गठिया (वातरोग) या संधिवात के कारण हृदय के कपाटिकाओं में हुआ दोष, ब) हृदय के नाडीसंस्थान (स्नायु को रक्तपूर्ति करनेवाली रक्तवाहिका में अटकाव होने के कारण हुई व्याधि जिसे (कारोनरी आर्टरी डिसीज) कहा जाता है। क) यक्ष्मा रोग या अन्य कारणों से हृदय के पर्दे को आया हुआ शोथ।

जन्मतः प्राप्त हृदय की विकृति का कारण शास्त्रज्ञों को आजतक पूर्णतः जान नहीं पडा है। उस खराबी में बच्चों को बार बार सर्दी जुकाम, और खाँसी, छाती में धडधड आवाज होना, भूख

कम होना, और थोडे शारीरिक श्रम करने से थक जाना, दम घुटना, शायद ज्यादा मेहनत से नीला पडना आदि रोग सूचक लक्षण दिखायी देते हैं।

अब जन्म के बाद होने वाले रोगों की ओर देखेंगे। हमारे देश में प्रमुखतः दिखाई देना वाला रोग यानी संधियों में बाधा पहुँचने पर हृदय की कपाटिकाओं पर (Valve) प्रभाव पड़ता है। बचपन में श्वासनलिका पर कच्चा फोडा और सूजन होने से या बार बार संसर्ग होने से शरीर में जंतुओं का प्रवेश होता है और संधिवात की बीमारी बढती है। इसपर पूरी तरह से उपचार न हो तोये जंतु हृदय के वाल्व तक को नाकाम कर सकते है। ये वाल्व संकरे होने से गल जाता हैं । कभी - कभी एक ही नहीं अनेक वाल्व खराब हो सकते हैं । यह बीमारी बारह से पंद्रह की उम्र में होती है।

मरीज को थोडे चलनेपर थकावट आती है, सीने में बार बार धडकने आती हैं। खाँसी आती है, खाने में मन नहीं लगता, चक्कर आता है। खाँसी द्वारा रक्त बहता है। स्पंदन अनियमित होता है। रक्त बायी ओर की जवनिका में इकठ्ठा होकर रक्त की गुटली होकर वह मस्तिष्क की ओर या पाँव की ओर अटक जाता है, जिससे लकवा का शिकार होना संभव है। वॉल्व केवल तंग हो जाए तो बायी ओर से छाती खुली कर के हृदय शस्त्रक्रिया कर उसे बंद किया जा सकता है। इसका फायदा मरीज को पाँच से पंद्रह साल तक मिलता है। कई व्याधिग्रस्तों का वाल्व दुबारा तंग होने के कारण उसे बदलना पडता है। आजकल बडी मात्रा में दिखायी देनेवाला हृदयरोग याने हृदय के स्नायुओं को कम रक्त मिलने के कारण होनेवाला हृदय का दौरा जिसे 'हार्ट अटॅक' कहा जाता है।

आजकल के वायु प्रदूषण, कसरत की कमी, भागदौड़ भरी जीवनशैली, स्थूलता, धूम्रपान का बढ़ता हुआ असर आदि कारणों से रोगियों की संख्या बढ़ गयी है।

हृदय का दौरा पडने की बीमारी में रक्त में स्निग्ध पदार्थों की गुठली हृदय की रक्तवाहिनी में जमा होती है जिससे रक्त की आपूर्ति में बाधा आती है। रक्त की आपूर्ति

कम होने से मरीज को थोडे परिश्रम करने पर छाती में पीडा शुरू होती है।

ऐसे व्याधिग्रस्त रुग्णों पर भी आजकल शस्त्रक्रिया की जाती है, जिससे उनकी आयु बढती है, साथ -साथ उनकी कार्यक्षमता भी पूर्ववत होती है।

इसके लिए पहले हृदय की रक्तवाहिनी में एक नली डालकर जाँच पडताल करना आवश्यक होता है। गुठलियाँ कितनी और किस रक्तवाहिनियों में है यह समझना जरूरी होता है। इसी के आधार पर शस्त्रक्रिया निश्चित की जाती है। आजकल भारत में ही शस्त्रक्रियाएँ बडी मात्रा में सफल होने लगी है। यक्ष्मा और विषाणुओं के कारण हृदय के आवरण को सूजन आती है, उससे हृदय के आसपास पानी इकठ्ठा होता है और हृदय का काम कम होने लगता है। अनंतर उदयावरण पत्थर जैसा कठिन होने लगता है। इसपर भी शस्त्रक्रिया करके वही आवरण निकलना पडता है।

थोडे में अभी - अभी बताये गए लक्षण दिखायी दे तो तुरंत हृदयरोगतज्ज्ञ के पास जाकर योग्य जाँच पडताल करना आवश्यक है। इसी पर ही शस्त्रक्रिया का यश भी अवलंबित है।

# ४. हृदयविकार और जाँच – परीक्षा

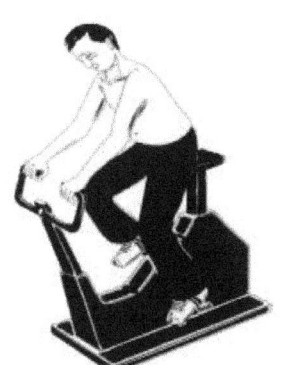

चित्र सौजन्य :जी.डी.जी. , पिक्साबे

'मेरी उम्र पचास साल की है, लेकिन आजतक मैं  डॉक्टरके पास नहीं गया' इस प्रकार की शेखी बधारने वाला आदमी कुछ दिनों बाद हृदयविकार के आघात होने पर रुग्णालय में दाखिल हो सकता है, यह बात हमारे लिए कुछ नई नहीं है। हृदय की जाँच से दूर रहकर अज्ञान में ही सुख मानने वाले कई लोग होते हैं  । हृदयसंबंधी कोई बीमारी आ धमकने तक उसके बारे में कुछ ज्ञान प्राप्त करना या परहेज निभाना, वर्जित वस्तुओं से दूर रहना, बीमारी के बारे में छानबीन कर लेना आदि संबंधी कोई महत्वपूर्ण बातों की आवश्यकता हम भारतीय लोगों को कभी महसूस नहीं होती है यह वास्तव में दयनीय स्थिति  है। इस में बदलाव लाना अपेक्षित एवं आवश्यक है। इसकी जड में अज्ञान प्राथमिक कारण है।

सुप्त  स्थिति में अथवा अप्रकट याने प्राथमिक स्थिती में रहनेवाले हृदयरोग की उचित समय पर जाँच करने से बीमारी का पता लगता है। जल्द ही रोग का निदान होने से उसकी उपचार पद्धति सुलभ होती है, इसलिए हृदयरोगतज्ज्ञ के द्वारा की हुई प्राथमिक शारीरिक परीक्षा सबसे महत्वपूर्ण है। इस समय मरीज की शिकायते सुनकर रक्तदाब, नाडी परीक्षा, यकृत की वृद्धि, पाँव

पर आयी हुई सूजन, हृदय का स्पंदन या छाती से विशिष्ट आवाज आदि से हृदयरोग की संभावना के बारे में रोग का ठीक निर्णय लिया जा सकता है।

ठीक समयपर जाँच पडताल करने के लिए छः महत्वपूर्ण प्रकारों का परिचय होना अनिवार्य है।

### १. ई.सी.जी. :

इसमें हृदय की गति, उसकी नियमितता, हृदय के खाने का आकार रक्त की पूर्ति का प्रमाण दिखाई देता है। ई.सी.जी. पूर्णतः नॉर्मल हो तो उस व्यक्ति को उस समय हार्ट अॅटॅक नहीं है इतना कहा जा सकता है। लेकिन इसका अर्थ उसकी रक्तपप्रति करनेवाली रुधिरवाहिनियों का हृदयरोग नहीं है यह निश्चित रूप से कभी भी बताया नहीं जाता । इसके लिए मरीज की 'स्ट्रेस टेस्ट' की आवश्यकता होती है।

### २. स्ट्रेस टेस्ट (ट्रेड मिल टेस्ट) :

अगर किसी मोटर कार के इंजन की कार्यक्षमता देखनी हो तो कार को किसी चढाव पर ले जाता है, उसी प्रकार चिकित्सीय निरीक्षण के लिए मरीज को एक सरकने वाले पट्टे पर चलाया जाता है और हृदय को तनाव दिया जाता है। हर तीन मिनटों में पट्टे की गती और ऊँचाई बढायी जाती है। ई.सी.जी. हर मिनट पर निकाला जाता है। अगर रुग्ण की छाती में पीडा हो या हृदय के ठोकों (स्पंदनों की) गति बदले या ई.सी.जी. में विशिष्ट प्रकार के बदलाव दिख पडे तो टेस्ट बंद की जाती है। यह जाँच अनुभवी और तज्ज्ञ डॉक्टरों से करा लेने में खतरा कम रहता है। उसके साथ हृदय को परखने से पहले हृदय की अकुंचन प्रसरण प्रक्रिया देखने के लिए एकोकार्डियोग्राफी की छानबीन करना आवश्यक है। स्ट्रेस टेस्ट में हृदय को रक्तपूर्ति कम होने का निदान दीख पडे तो टेस्ट 'पॉझिटिव्ह' समझी जाती है। लेकिन यह रीति दोष रहित याने निगेटिव्ह हो तो हृदयरोग की संभावना बहुत कम है इतना ही निष्कर्ष निकाला जाता है और सावधानी की सलाह दी जाती है क्योंकि क्वचित यह जाँच पडताल 'फॉल्स निगेटिव्ह' भी हो सकती है।

### ३. एकोकार्डिओग्राफी (कलर डॉप्लर एको) :

यह जाँचने की रीति याने हृदय की रंगीन फोटोग्राफी । इसमें हृदय की आकुंचन क्रिया, पर्दे और वाल्व की बुनावट (संरचना) और जन्मजात हृदयदोष समझे जाते है। वाल्व के रोगों का निश्चित निदान (कलर डॉप्लर) की सहायता से किया जाता है। हृदय में स्थापित किए कृत्रिम वाल्वों का कार्य भी समझा जाता है। हृदय में स्थापित किए कृत्रिम वाल्वों का कार्य भी समझा जाता है।

साथ साथ हृदयके सारे खाने, उसका आकारमान समझा जाता है। रक्तदाब की नाप तौल होती है। हृदय की कुछ भागों में रक्त की या ट्यूमर की गाँठ हो तो एक नली अन्ननलिका में डालकर निदान सिद्ध किया जा सकता है। एको और कलर डॉप्लर की जाँच लगभग पंद्रह से बीस मिनटों में होती है और उससे बिलकुल धोखा नहीं है। एक दिन के बालक की भी इस प्रकार की जाँच करके जन्मजात हृदय दोषों का निदान किया जाता है। संक्षेप में यह एक अत्यंत महत्वपूर्ण आवश्यक और पर्याप्त जानकारी देनेवाली जाँच पडताल की रीति है । खासकर हृदयशस्त्रक्रिया के पहले और शस्त्रक्रिया के तुरंत बाद यह छानबीन के लिए प्रधानता दी जाती है।

### ४. होल्डर मॉनिटरिंग :

जिसके हृदय का स्पंदन अनियमित हो ऐसे व्यक्ति के लिए इस प्रकार की जाँच पडताल उपयुक्त होती है। अचानक सीने में धडधड शुरू होनेवाले मरीज के लिए या हृदयविकार का अटॅक आने के बाद इस परीक्षण का सुझाव दिया जाता है। इस में चौबीस घंटो के हृदयस्पंदन का आलेख एक कॅसेट पर छपाया जाता है और बाद में उसपर विश्लेषण (एनेलिसिस) किया जाता है।

### ५. ५कार्डिअॅक कॅथेटर और अँजिओग्राफी –

कई सालों से 'यह आजमाईश एक खतरनाक, महँगी और लगे हाथों बायपास सर्जरी की ओर आकृष्ट करनेवाली है' इन विचारों के कारण कलंकित मानी जाती थी । एक छोटी सी रबर की नली जाँघ की शुद्ध और अशुद्ध रक्तवाहिनी में से हृदय की ओर खिसकाकर हृदय के खानों का रक्तचाप देखा जाता है। इसके साथ हृदय के ईर्दगीर्द रक्तवाहिनियों में दवा डालकर कॅमेरा की सहायता से उसका चित्रीकरण किया जाता है। इससे रक्तवाहिनियों में अटकाव कहाँ, किस मात्रा में है, रक्तवाहिनियों की स्थिती कैसी है उसकी रचना कैसी है आदि सारी बाते स्पष्ट रूप से तज्ज्ञों की समझ में आती है। उसके साथ हृदयदोषों का निदान, रक्तप्रवाह का मार्ग और हृदय की आकुंचन क्रिया की नापतौल हो सकती है। यह सारी जानकारी अगली उपाययोजनाओं की दृष्टि से अत्यंत महत्वपूर्ण होती है। बलून और स्प्रिंग की मदद से रक्त की रसद बढाना उचित है या बायपास सर्जरी की सलाह योग्य है इसका निर्णय निश्चित किया जा सकता है। रक्तवाहिकाएँ पूर्णतः अटकावरहित हों तो करोनरी हार्ट डिसीज नहीं है यह बात निश्चित रूप से बतायी जा सकती है। यह जाँच स्ट्रेस टेस्ट पॉझिटिव्ह रहनेवाले व्यक्तियों को हार्ट अॅटॅक के बाद या हृदयरोग का निदान अनिश्चित हो तो यह आवश्यक है। यह परीक्षण कॅथ लॅब याने एक बडे 'एक्स रे' जैसे मशीन पर किया जाता है। जाँच करते समय मरीज अपनी रुधिरनलिकाएँ टी. व्ही. जैसे पर्देपर

देख सकता है। मरीज को इससे कुछ तकलीफ या धोखा नहीं होता । उपर बनायी गयी पाँचोरीतियाँ केवल हृदयरोगचिकित्सक याने कार्डिओलॉजिस्ट करते है और हृदयशल्यचिकित्सक उर्फ हार्टसर्जन इस प्रकार की जाँच पडताल के आधार पर शस्त्रक्रिया करते है।

**६. रुधिर परिक्षा :**

रक्त में स्निग्ध पदार्थ की मात्रा देखना कम से कम हर साल में तीन बार जाँचना हितकारक रहता है। चौदह घंटों तक बिना कुछ खाये पिये रहने के बाद की खून की जाँच को (लिपिड प्रोफाईल) कहा जाता है। हृदयरोगशास्त्र के प्रगत मत के अनुसार 'कोलेस्टेरॉल' और 'ट्रायग्लिसराईड्स' डेढ सौ से ज्यादा होना ठीक नहीं समझा जाता। एल.डी.एल. सौ के आसपास और एच.डी.एल. पचास के ऊपर होना जरूरी है। धातुओं की बुनावटी वाल्व रोपित किये मरीज का रक्त कितना तरल है यह देखने के लिए 'प्रोथ्रेबिनटाईम' की जाँच हर डेढ़ से दो महिनों में करना आवश्यक होता है। उसी जाँच के आधारपर रक्त तरल करनेवाली गोलियों का परिणाम बदलता पडता है। वास्तविकता का निडरता से सामना कर सुदृढ व्यक्ति चालीस बरस की उम्र के बाद या मधुमेह, रक्तदाब, स्थूलता, अनुवंशिकता, व्यसनाधिनता, इनमें कुछ हो तो उम्र का विचार न करके सदोषता या निर्दोषता का निर्णय लेने के लिए जाँच परीक्षा करें तो मृत्यु को टाला जा सकता है।

'डॉक्टर अपनी कमाई का साधन समझकर हमें जांच पडताल करने के लिए विवश करते हैं ।' ऐसा एक तरफा खयाल मन में न रखकर शरीर की जाँच करना इक्कीसवी सदी में आधुनिक जीवन पद्धती का अविभाज्य भाग समझे और अचानक आनेवाली मृत्यु से छुटकारा पायें।

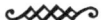

# ५. सीने में दर्द? क्या करें? आसान है।

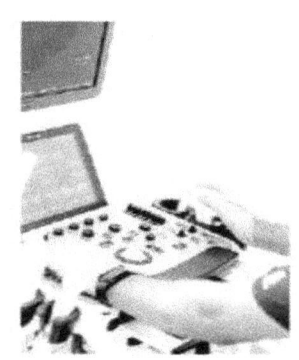

चित्र सौजन्य : एलेन शेर, अनस्प्लॅश

एक बात हमेशा ध्यान में रखे कि सीने में उत्पन्न किसी भी प्रकार की पीडा हो और उसी का कारण नीचे बताए खतरों में से एक हो, तो इसे 'दिल के दौरे का प्राथमिक लक्षण मानकर सावधानी रखें।'

१) क्या आपकी उम्र पैंतीस साल से ज्यादा है? क्या स्थूलता अनुवंशिकता, उच्च रक्तदाब, मधुमेह (शर्कराप्रमेह) इसमें से किसी का शिकार है?

२) क्या आप तमाकू पीने जैसे चीज के आदी है?

३) क्या आप 'स्ट्रेट टेस्ट' जैसे हृदयरोग की जाँच में प्रतिकूल मरीज हैं ?

## सीने में वेदना होने के कुछ प्रकार -

किसी की छाती धडकती रहती है, या किसी को छातीपर पत्थर जैसा कुछ रख देने जैसा महसूस होता है, कुछ समय दम घुटता है, बहुत जोर से पसीना आता है, कुछ समय तक मेहनत करने से या भोजन के बाद या मानसिक संतुलन बिगडने के बाद कसक स्थिर रहती है, किसी का

आत्मविश्वास पूर्णतः नष्ट होकर 'अब तो मैं मर मिटूंगा' ऐसा लगता है यदि रक्तदाब या हृदय की गति कम होने से सिर चक्कर खाने लगता है, मूर्च्छा आ जाती है, किसी को उलटी आती है, पेट में और छाती में असह्य वेदना शुरू होती है, क्वचित दांत भी दुखते हैं , इन लक्षणओं में से कुछ भी चलता रहे तो (हार्ट अ‍ॅटॅक) दिल के दौरे की संभावना समझ लिजीए।

कई बार लोग अपनी सुविधा के अनुसार खुद की अंदाजा लगा लेते है कि शायद अ‍ॅसिडिटी हो, कल पार्टी में खाना मसालों से भरा था, इसके कारण स्नायु मरोड गया होगा, ऐसे कुछ कारणओं पर विचार करते हैं।

अगर रात के समय कुछ तकलीफ शुरू होगी तो 'क्यों दूसरों को इस समय तकलीफ दे? सवेरे देख लेंगे।' ऐसा विचार करके शूल बर्दाश्त करने की लापरवाही करते हैं।

साथ-साथ डॉक्टर के प्रति घटती श्रद्धा, विनाकारण अ‍ॅडमिट करेंगे... ई.सी.जी. या अन्य जांच करने का उपाय बता देंगे आदि भ्रामक विचारों के कारण व्याधि की ओर नजरअंदाजी दिखाई जाती है।

## हार्ट अ‍ॅटॅक के दौरान क्या - क्या होता है?

अपने हृदय के इर्द-गिर्द तीन महत्वपूर्ण रक्तनलिकाएँ होती है। अशुद्ध रक्त लानेवाली ऊर्ध्व और अधो महाशिराएँ (Superior and inferior Vena Cava) हृदय के पीछे से निकलकर चाप (Aorticarch) या मेहराब के रूप में ऊपर की ओर जानेवाली महाधमनी (Aorta) होती है। हृदय के स्नायुओं के गरज के अनुसार शुद्ध रक्त की पूर्ति कर यह पूर्ति करती है। इन रक्तनलिकाओं में स्निग्ध पदार्थ इकट्ठा होकर अटकाव निर्माण करते हैं। इन्हे हम 'करोनरी आर्टरी डिसीज' कहते हैं। इन रुकावटों के कारण हृदय के स्नायु को रक्त की रसद पहुँचाने में अगर कठिनाई आए तो छाती में वदना शुरू होती है। जब ये प्रतिबंध पचास प्रतिशत से ज्यादा होते है तब हृदय के स्नायुओं के भाग के अनुसार रुग्ण के लक्षण भिन्न भिन्न होते है। वहीं निरुपयोगी हृदय के स्नायु का भाग अगर बडा हो तो तीव्र अ‍ॅटॅक (Massive Attack ) समझा जाता है और कम स्नायु बेकार होने से आनेवाली रीति को 'सौम्य अ‍ॅटॅक' समझा जाता है। ये प्रकार ई.सी.जी. और एको की जाँच से स्पष्ट होती है।

## छाती में दर्द शुरू होने पर क्या किया जाए?

सर्व प्रथम मरीज और उसके रिश्तेदारों को चाहिए कि वे अपना मन शांत रखे। मरीज को पूरा विश्राम दे। उसे सुलाया जाए। उसका आत्मविश्वास बढाने की कोशिश की जाए । हलचल करने में उसे मना कर दिया जाए। एकाध एस्पिरिन की गोली को कपभर पानी में घोलकर वही पानी मरीज को दे दिया जाए। 'सॉर्बिट्रेट' नामक गोली जीभ के नीचे रखी जाए। रोगी को तुरंत नजदीक के अस्पताल में ले जाने की तैयारी करें। खुद की गाडी हो तो मरीज को चलवाने के बदले उठाकर पिछली सीटपर सुला दिया जाए और अस्पताल में ले जाया जाए । रुग्णवाहिका मँगवाना तो सबसे बेहतरीन होता है क्योंकि उसमें डॉक्टर भी साथ होता है और वह प्रथमोपचार भी कर सकता है । अतिदक्षता विभाग (I.C.U.) का अस्पताल तुरंत सेवा के लिए पसंद करे । अस्पताल को पहले ही फोन करके सूचित करें ।

किसी भी प्रकार के हार्ट ॲटॅक के बाद ४२ से ७२ घंटो तक संभाव्य खतरा माना जाता है। हृदय के स्पंदन अनियमित होना, कम होना, हृदय का बंद होना, या ॲटॅक बढना, इन बातों की संभावना रहती है। कभी कभी हृदय की गति ६० से भीकम हो तो 'अस्थायी पेसमेकर' भी बिठाना पडता है। सामान्यतः ७२ घंटे अबाधित निकल जानेपर हृदय की सूजन कम होती है । मरीज में सुधार दिखाई देने लगता है । ई.सी.जी. अनेक बार निकाला जाता है । कलर डॉप्लर (एकोकार्डिओग्राफी) की जाँच अत्यंत महत्वपूर्ण रहती है। इस में हृदय का स्नायु निकम्मा हुआ है या नहीं, यही परीक्षा इससे होती है। अगर निकम्मा हुआ तो कितना प्रतिशत है यह बात भी समझी जाती है। अटैक से हृदय की कुछ कपाटिया या हृदय के पर्दे की हानि तो नहीं हुई, यह बात भी समझ सकती है।

घर जाने के बाद ठीक समय पर दवा लेना, आहार में परहेज, व्यसनों से अलग हुए जीवन बिताना और सलाह के अनुसार गतिविधियाँ और व्यायाम करना अत्यंत जरूरी है। मरीज को मधुमेह हो तो शक्कर का उपयोग योग्य रखनेवाही दवा, रक्तचाप स्थिर करनेवाली औषधि और चरबी या स्निग्ध पदार्थों की रक्त में मात्रा कम करने की दवा लेना जरूरी है।

ई.सी.जी. द्वारा 'हार्ट ॲटॅक' साबित हुआ हो तो उपचार जल्द ही शुरु होते हैं । सब जगह उपचार पद्धति लगभग समान ही होती है।

**उपचार पद्धति की योजना इस प्रकार होने की अपेक्षा है:**

१) पहले कार्डिअ‍ॅक मॉनिटर और पल्स ऑक्सिमीटर जोडना आवश्यक है।

२) हाथ की किसी अशुद्ध रक्तवाहिनी को सलाईन की बोतल जोड दी जाए। जिसमें से दवा दी जा सकती है।

३) ब्लडप्रेशर कम हो या हृदय की गति कम या ज्यादा हो तो दवा शुरू करना जरूरी है।

४) उसके बाद अ‍ॅस्पिरीन, अ‍ॅन्टासीड, हेपारिन अनिवार्य है.

५) सबसे महत्वपूर्ण दवा है स्ट्रेप्टोकायनेज, युरोकायनेज जिसे हम थ्रोंम्बोलायटिक थेरपी कहते है। रक्त की गाँठे गलानेवाली और कुछ हद तक अटकाव दूर करनेवाली यह दवा दी जाती है। यह दवा महँगी होती है लेकिन जीवनदायी है। अटैक आने से छः घंटो से पहले यह दवा दी जाए तो उसका उत्कृष्ट परिणाम होता है। इससे रक्त तरल  होता है, रक्तपूर्ति बढती है, गाँठ गल जाती है और हृदय के निकम्मा होनेवाले भाग को हम बचा सकते है। और होनेवाली हानि हम कम कर सकते है।

ये सब उपचारपद्धतियाँ अब बडी मात्रा में उपलब्ध होती हैं । और दिन-ब- दिन इनमें से धोखे की मात्रा भी कम होती जा रही है। इन जाँच पडतालों और उपचार पद्धतियों का फायदा अगर मरीज न ले तो मरीज का जीवन अपने हाथों से अपनी ही गर्दन पर लटकती हुई तलवार लेकर जीवन बिताना जैसे होगा ।

# ६. "सी.पी.आर.". बंद हृदय शुरू करने का यंत्र

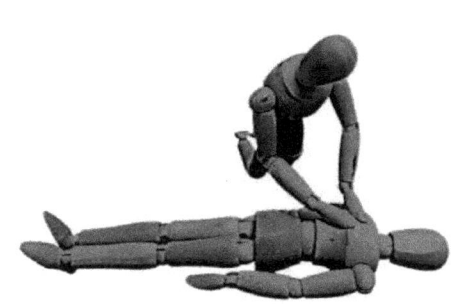

***चित्र सौजन्य : सुक्को, पिक्साबे***

बंद हृदय शुरू करने की एक तकनीक होती है। उसे हम सी.पी.आर. (कार्डियो-पल्मनरी-रीससीटेशन) कहते है । मतलब हृदय और फेफडे का कार्य शुरू करने की वैज्ञानिक पद्धति । इसके बारे में जो थोडा बहुत ज्ञान सर्वसामान्य लोगों को है उसका श्रेय हिंदी चित्रपटसृष्टी को देना उचित होगा । आजकल अंग्रेजी मालिकाओं में और डिस्कव्हरी चैनल पर सी.पी.आर. कार्यप्रणाली का प्रयोजन उत्कृष्ट रीति से दिखाया जाता है।

हृदय अचानक बंद होने के दो प्रकार होते है। पहला डायस्टॉलिक अँरेस्ट! इस में हृद्य की विद्युत क्रिया (इलेक्ट्रिकल अॅक्टिव्हिटी) और आकुंचन क्रीया पूर्णतः रूक जाती है। दुसरे प्रकार को 'फिब्रिलेटरी अँरेस्ट' कहा जाता है, जिस में हृदय का स्नायु थर्राता है, लेकिन आकुंचन क्रिया बंद रहती है। किसी भी प्रकार से हृदय बंद हो, उसका दुष्परिणाम समान ही होता है और प्रथमोपचार पद्धति भी एक जैसी होती है।

हृदय अचानक बंद होने के कारण अनेक हैं। प्रबल रक्तस्राव, पानी में डूबना, विद्युत का झटका, जैसी दुर्घटनाएँ और हृदय का तीव्र झटका आने से हृदय के स्नायु को मिलनेवाला रक्त का संचय कम हो जाना, हृदय का स्पंदन अनियमित होना या वृक गुरदे (Kidney) के रोग में शरीर में ज्यादा हुआ पोटॅशियम नामक क्षार का परिणाम कुछ दवाईयों का दुष्परिणाम या शरीर में जंतुओं का प्रचंड प्रादुर्भाव होने से हृदय बंद हो सकता है। ये सब प्रमुख कारण है। वैसा देखा जाय तो किसी भी कारण का अंतिम परिणाम एक ही है, वह है हृदय का बंद हो जाना।

हृदय अचानक बंद होने से मस्तिष्क की ओर जानेवाली रक्त की पूर्ति तत्काल खंडित होती है। इससे रूग्ण सुधबुध खो बैठता है, बेहोश हो जाता है, नीचे गिर पडता है या दम फूलने जैसे रोगी हाँफने लगता है। थोडी देर बाद श्वास भी धीमी गति में चलते चलते पूरा बंद हो जाता है। नाडी खाली सी प्रतित होने लगती है। होंठ और नाखून नीले पडते हैं। लगभग चार से पाँच मिनटों में कुछ प्रथमोपचार न मिले तो मस्तिष्क निकम्मा होता है। यह आँखों की पुतली देखकर समझ में आता है। ऐसी हालत में रुग्ण को तुरंत प्रथमोपचार मिले तो उसका जीवित रहना संभव होता है।

सी.पी.आर. के तीन महत्त्वपूर्ण भाग होते है।

१) प्रथमोपचार: कृत्रिम रक्तप्रवाह और प्राणवायु प्रवाह प्रस्थापित करना।

२) औषधोपचार: योजना और यंत्रसामुग्री का समावेश।

३) हृदय बंद पडने के कारणों का और बंद हृदय से हुए दुष्परिणामों पर उपचार।

अगर हृदय किसी अस्पताल में अचानक बंद हो जाए तो इस प्रकार का उपचार लगे हाथों मिल सकता है लेकिन यह दुर्घटना अस्पताल के बाहर हो तो आसपास में किसी स्थान पर प्राथमिक उपचार का जानकार मिलना मरीज की दृष्टि से बडी भाग्यकारक घटना माननी पडेगी।

अस्पताल के बाहर प्रथमोपचार पद्धति में पहले मदद की पुकार देना जरूरी है। रुग्णवाहिका मंगवाई जाए। मरीज को बैठने के लिए मना करके जमीन पर लिटा देना आवश्यक है। हल्के से पाँव ऊपर रखें। हाथ की या मस्तिष्क की ओर जानेवाली गरदन के पास की नाडी निश्चित बंद है या नहीं इसकी पूर्णतः जानकारी ले। अगर नाडी का स्पंदन न सुनाई दे तो तुरंत दोनों हाथों से मरीज की उरोस्थिपर जोर देकर छाडे दीजिए। उस समय लगभग पच्चीस से तीस किलो वजन का दाब दिया जाएँ। उरोस्थि हर दाब से डेढ या दो इंच अंदर जाना जरूरी है। हर मिनट पर पचास से साठ बार मसाज दोहराया जाए, यह करते समय हाथ पर या गरदन के पास की नाडी

हृदयस्पंदन जैसी महसूस होना जरूरी है। इसप्रकार के मसाज से कृत्रिम रक्तप्रवाह प्रस्थापित होकर मस्तिष्क और हृदय के स्नायु की ओर रक्त धारावाही होने लगता है। इसके साथ कृत्रिम प्राणवायु का प्रवाह निर्माण करने के लिए व्याधिग्रस्त की नासिका अपनी ऊँगली से पक्की कसकर उसके मुख को ठोस पकडकर अपने मुखद्वारा वायु सप्लाई करना शुरू करें जिससे छाती हवा से लबालब भरें। कोई दूसरा व्यक्ति ऐसा करने के लिए उपलब्ध हो तो सुविधाजनक होगा। साधारण पाँच बार हृदय का मसाज होने पर एक बार मुँह से हवा दे दी जाए। ऐसे चार या पाँच मिनट तक मन लगाकर करने से हृदयस्पंदन शुरू होने की बहुत संभावना है। हृदय शुरू होने पर हाथ की नाडी का स्पंदन आसानी से जान सकते है। ऐसा होने पर मसाज बंद कर दे। परेशानी दूर होने पर मरीज खुद दीर्घ श्वास लेने लगता है। उसे अब न बिठाकर लेटे हुईस्थिति में ही रुग्णवाहिका द्वारा अस्पताल में ले जाया करें। प्रथमोपचार करके भी हृदय शुरू न हो तो मसाज करते करते मरीज को अस्पताल में ले जाकर डॉक्टर को सौंप दीजिए । एअर वे और अम्बू बैगसहीत एक 'सी.पी.आर. कीट' बाजार में उपलब्ध है। अगर वही उपकरण सामग्री (कीट) आसपास मिल जाए तो कृत्रिम प्राणवायु प्रवाह देना सुलभ होता है। कभी कभी रुग्ण की घिग्घी बंध जाती है। वहाँ एअर वे से फायदा होता है। नहीं तो जिव्हा चबायी जाती है और उसमें से रक्तस्त्राव हो सकता है। मस्तिष्क को प्राणवायु कम मिल जाने से 'अपस्मार' के रोगी जैसे शरीर भर झटके आ सकते है। कै हो सकती है। बहुत ज्यादा पसीना आता है और रुग्ण की अस्वस्थता दिखायी देती है।

ऐसी हालत में इन में से कुछ घटनाएँ हो सकती है। प्रथमोपचार करनेवाले के लिए इन सब अपेक्षित घटनाओं की जानकारी होना अत्यावश्यक है, जिससे उसी का मन स्थिर हो और भय निर्माण न हो ।

अस्पताल में ले जाने के बाद हृद्यस्पंदन का आलेख मॉनिटर पर देखकर अगर जरूरत हो तो बिजली का शॉक दिया जाता है। शायद हृदय एक ही शॉक से शुरू होता है। औषधोपचार के लिए एक रक्तवाहिका में सुई लगायी जाती है। कृत्रिम श्वास के लिए श्वासनलिका में एक प्लॅस्टिक नली डालकर उसे कृत्रिम श्वास के मशीन जोडी जाती है।

शरीर में प्राणवायु की मात्रा और रक्त में पोटॅशियम के क्षार की मात्रा जल्द ही देखी जाती है। हृदयस्पंदन अनियमित हो तो उसीपर दवा दी जाती है। रक्तदाब कम हो तो उसे बढाने के लिए दवा की योजना की जाती है। हृदय ज्यादा समयतक बंद

होने से मस्तिष्क और वृक्क गुरदा (Kidney) के दुष्परिणामों का अंदाजा लिया जाता है और योग्य उपचार पद्धति शुरू की जाती है।

इस लेख में सी.पी.आर. पद्धति के मूलतत्व का विवेचन किया गया है। पाश्चात्य देश में इस विषय पर पर्याप्त सजगता दिखाई देती है। सर्वसामान्य मनुष्य को भी इसका ज्ञान होना या यही तंत्र सीखना अत्यंत आवश्यक है। इसके लिए अपने शालेय पाठ्यक्रम में से थोडा किताबी ज्ञान कम कर इस विषय को समाविष्ठ करने से बहुतों के लिए यह ज्ञान निश्चित जीवनदायी साबित होगा क्योंकि अपना हृदय भी कभी - कभी अचानक गैरजिम्मेदारी से हडताल का ऐलान करता है।

# ७. जीना है। खा पीकर? ना...।

चित्र सौजन्य : क्लकर फ्री वेक्टर , पिक्साबे

**खाना पीना? ना, ना, 'जीवन जीना' । जीते रहना ।**

अन्न को हम पूर्णब्रह्म समझते है। मनुष्य जो कुछ खाता है वैसा वह बनता है। मनुष्य का स्वभाव, शरीर की गठन, उसकी कार्यक्षमता और रोगस्थिती अन्नग्रहण पर अवलंबित रहती है। इसलिए जीभ चलाने के पहले सोच लेना चाहिए । दोनों अर्थों में विचार कर जीभ चलाना हितकारी है, यह उपदेश सचमुच ध्यान देनेलायक है।

इस अध्याय में हृदयविकार से पीडित या हृदयविकार की संभावना होने वाले लोगों के आहार को मूलतः विवेचन किया है। हरेक व्यक्ति के आहार के मार्गदर्शन (न्युट्रिशिअल प्रिस्क्रिप्शन) उसका हृदयविकार, रक्तचाप, मधुमेह, स्थूलता, उम्र उसके कार्यकलाप, जीवनपद्धति आदिपर अवलंबित रहता है। इसलिए कुशल अनुभवी आहार तज्ज्ञ की सलाह लेना सबसे बेहतर है ।

हर रोज भोजन में कुल उष्मांक में (कॅलरिज) लगभग सत्तर प्रतिशत कर्बोदक, बीस प्रतिशत प्रथिन और दस फीसदी स्निग्ध पदार्थ होना जरूरी है। उसके साथ जीवनसत्व, कुछ तंतुमय पदार्थ, खनिज, कुछ रोगप्रतिबंधक औषधि से युक्त नैसर्गिक पदार्थों को समाविष्ठ करना उचित है। आहार का विचार हम निम्न पाँच पद्धतियों द्वारा करेंगे ।

## कौन सा खाना मना है?

शाकाहार की तुलना किसी से भी नहीं होती। मांसाहारी हो तो (रेड मीट) सूअर, बकरा, गाय का मांस खाना अनारोग्य है। अंडा उबाल के पीलक (अंडे की जर्दी) जो कोलेस्टेरॉल (पित्तघन) नामक स्निग्ध पदार्थ ज्यादा मात्रा में रहता है, उसे छोड देना चाहिए। नारियल की गरी या तेल पूर्णतः निषिद्ध है। इसमें असंपृक्त (जो किसी के साथ मिला नहीं हो) स्निग्ध पदार्थों की भरमार (बहुतायत) होने के कारणयह हृदय के लिए हानिकारक है। उसका उपयोग केरल राज्य में ज्यादा होता है इसलिए केरल में हृदयविकार का आधिक्य भी ज्यादा है। आहार में घी, मख्खन, मलाईदार दूध, बादाम, काजुगिरी, अखरोट, रबडी, गुलाबजामुन ये चीजे खाना अयोग्य है। चाय कॉफी भी अपायकारक है। चाय दूधरहित हो। चाय में दूध मिलाने से उसमें स्थित 'फ्लॉविनॉईड' नामक हृदय के लिए उपयोगी पदार्थ नष्ट होता है। ॲलर्जी की पीडा देनेवाले अस्वास्थकर फल, सब्जियाँ और मांसाहार टालना ही ऊचित है। तमाकू, जर्दा, गुटका ये पदार्थ तो हृदय के लिए सौ प्रतिशत घातक और नुकसान पहुँचानेवाले हैं ।

## क्या खाना उचित है?

रोज के आहार में मूली, गोभी, फुलगोभी, प्याज, धनियापत्ती, ककडी, बैंगन, भिंडी, टमाटर का प्रयोग करना चाहिए। खासकर कुचुंबर, गाजर , पालक, लहसून, सेब आदि फल और सब्जियाँ रोज के भोजन में हो तो उससे रक्त में कोलेस्टेरॉल कम होता है। इस प्रकार 'ॲपल अ डे किप्स अ डॉक्टर अवे' यह कहावत तो सार्थ है।

बैदे की सफेदी (अंडे का सफेद भाग), अंकुरित दलहन, भीगी डाल द्वारा प्रथिन, जीवनसत्व और हृदय की सुरक्षा करनेवाली (ऑन्टऑक्सिडंट्स) मिलती है। इसके साथ ई जीवनसत्व भी हृदय की दृष्टी से खूब महत्वपूर्ण है। मछलियाँ ई जीवनस्त्व और ओमेगा ३ तेल से परिपूर्ण होने के कारण हृदय के लिए लाभकारी मानी जाती हैं।लेकिन हफ्ते में तीन बार से ज्यादा खाना ठीक नहीं रहता क्योंकि उससे संपृक्त स्निग्ध पदार्थों की मात्रा बढ़ सकती है। मांसाहारी लोग मछलियों के अतिरिक्त चिकन खा सकते है। लेकिन उस में तेल की मात्रा कम हो। हर रोज का खाना पकाने के लिए (Safflower) घमोय का या (Sunflower) सूर्यफूल के तेल जैसे 'पॉली अनसॅच्युरेटेड' (पुफा) जिसमें ज्यादा है ऐसे तेल का उपयोग करें। हररोज थोडी मुंगफलियाँ खाना ठीक रहेगा। इसमें से ई जीवनसत्व और उसके साथ शरीर को आवश्यक संपृक्त (संपर्क में आया हुआ) स्निग्ध

तेल ही मिल सकता है। निंबू, अमरूद, मौसंबी, संतरा, आँवला , केला आदि का सेवन हमेशा हो। उसमें से "क"

जीवनसत्व, कॅल्शियम, मॅग्नेशियम, सिलिनियम आदि हृदय के लिए हितकारक है । कोष्ठ (मलाशय) साफ रखने के लिए अन्नदाव्रा ज्यादा कोलेस्टेरॉल रक्त में ना मिले इस हेतु फलों के फुजले (सीठी) भागों का भी खूब महत्व है, इसलिए फलों का ज्यूस न निकालकर फल या सब्जियाँ खाना श्रेयस्कर है। उस में रहनेवाला तंतुमय पदार्थ पोक भी उपयुक्त है। मलाई निकाले दूध का दही या छाछ हररोज के भोजन में हो । उसमें से दूध का स्निग्ध पदार्थ छोडकर सब घटक फायदेमंद है। समय समय पर आहार में तुलसी की और कडवे नीम की चार- चार पत्तियाँ चबाइये। काले अंगूर मजे से चखना भी हितावह है।

## कितना खायें?

यदि पेट के चार भाग कर देने पर उनमें से केवल पचास प्रतिशत भाग खाद्यपदार्थों से भर दिया जाये, पच्चीस फीसदी भाग पानी से और बाकी बचा भाग खाली खोखला रहे । दिन में दो बार भरपेट खाने की अपेक्षा (की तुलना में) सबेरे, दोपहर, शाम और रात के समय ऐसे चार बार आहार लें। सबेरे नाश्ते का अंश ज्यादा रहे, रात के भोजन की मात्रा कम रहे । हृदयविकार, शरीर की गठन, उम्र और कार्यक्षमता के अनुसार पदार्थों की पसंदगी, उसका विभाजन और उसकी मात्रा आदि अवलंबित हो । किसी आहारतज्ञ द्वारा आहार मार्गदर्शन करने से वह नियमानुकूल होगा।

## कब खाये?

महत्वपूर्ण बात यह है कि भूख न होकर भी और रात के समय बहुत देरी से खाना यथोचित नहीं। सबेरे का नाश्ता कसरत और स्नान के बाद लिया जाय । इसे अपने आहार का महत्वपूर्ण घटक समझे। उसमें प्रथिन, जीवनसत्व और फलों का समावेश हो। दो बार के भोजन के बीच कम से कम चार घंटों की अवधि देना अपेक्षित है। खाने के तुरंत बाद चाय, कॉफी पानी न पीना उचित है। पाचक रस में पानी मिल जाने से अपच की बाधा हो सकती है। इक्कीसवी सदी की आधुनिक जीवन पद्धति का कारण देकर खाते समय पढना, टी. व्ही. देखना, नकारात्मक चर्चा करना ये बातें हृदय के लिए हानिकारक है। अन्नग्रहण करते समय प्रसन्न वातावरण होना तर्कसंगत है और यही हमारी परंपरागत सीख भी है।

**ताजा खायें :**

बहुत दिन डीप फ्रीज में रखे पदार्थ खाना मुनासिब नहीं । पंचतारांकित हॉटेल संस्कृति शरीरस्वास्थ के लिए उपयोगी नहीं है। पदार्थ जितना ताजा हो उतना लाभदायी रहता है। उसमें जीवनावश्यक मूल्य और 'काय एनर्जी' की मात्रा अधिक रहती है। ज्यादा पके फल, सब्जियाँ या पिछले दिन का पदार्थ दुबारा गरम करके खाना शरीर के लिए अहितकारक बन सकता है।

आहार विषय पर हर रोज बदलते विचार और निष्कर्ष सामने आते हैं । आहार के कारण सूक्ष्म पेशियों में किस प्रकार का रासायनिक बदल होता है, उस बात पर हर रोज संशोधन जारी है। आज का सिद्धान्त कल को गलत समझा जाता है। इसलिए आहार विषय का बदलता हुआ ज्ञान बराबर प्राप्त करना अपरिहार्य है। एक बात सिद्ध हो रही है की 'शाकाहार मनुष्य को बदल देता है। मूल आधार है। उसके अनेक फायदे है । चमत्कार दिखानेवाले है। इसलिए छः महिने शुद्ध शाकाहारी बनकर स्वानुभव जरूर लेना, इससे पश्चाताप निश्चित नहीं होगा ।'

जीने के लिए खाना जरूरी है, लेकिन खाने के लिए जीना आवश्यक नहीं है. जो खाने के लिए जीवित रहता है वह अल्पायुषी होता है लेकिन जो जीने के लिए खाता है वह दीर्घायुषी होता है। आप ही तय कीजिए आप इसमें क्या बनना पसंद करेंगे?

# ८. हृदयविकार और कसरत

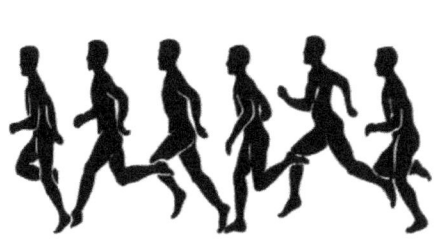

*चित्र सौजन्य : क्लकर फ्री वेक्टर , पिक्साबे*

कसरत को हम भारतीय लोग अभी भी अपने जीवन के नित्यकर्म का भाग मानने को तैयार नहीं है। पाश्चात्य लोगों से कसरत छोडकर बाकी अनेक बातों में सांस्कृतिका अनुकरण हम करते आये है।

आजकल तीस, पैंतीस की उम्रवाले मनुष्य की तोंद निकली हुई दिखायी देती है। उसके शरीर की गठन बेडौल हो जाती है। थोडे चलने पर वह हाँफने लगता है। उसकी साँस फूलने लगती है यह दृश्य हमें हर रोज दिखाई देते है। इस सब बातों का मूल कारण है कसरत का अभाव।

## व्यायाम क्यों आवश्यक है?

कसरत से शरीर की सब पेशियों में प्राणवायु की मात्रा बढती है। रक्त में 'एंजेरफीन' नामक द्रव बहता है। इससे मनुष्य उत्साहित और तरोताजा दिखायी देता है। उसका वजन नियंत्रित रहता है। मुखमंडल साफ साफ निर्मल और उल्हसित दिखायी देता है। उसके शरीर की गठन उचित अनुपान में है। अन्न ठिक ढंग से हजम होता है। उसे दुपहर में नींद नहीं आती। उसके निद्रा दोष नष्ट होते है। कम घंटो तक की नींद भी उसे पर्याप्त होती है। मनुष्य की मानसिक स्वस्थता सुधर जाती है। उसकी हिचपिच या झुंझलाहट नष्ट होती है। सब संधि, स्नायु और महत्वपूर्ण सर्व अवयवों की खासकर हृदय की कार्यक्षमता सुधर जाती है। कसरत से 'एच.डी.एल.' नामर कोलेस्टेरॉल की मात्रा बढती है, जो हृदयविकार का प्रतिबंध करती है। उसके साथ कोलेस्टेरॉल

की मात्रा भी कम होती है, जिससे उच्च रक्तचाप और हृदयविचारपर नियंत्रण होकर विकार को रोका जा सकता है। नियमानुसार कसरत करने से दीर्घायुष्य प्राप्त होता है। कसरत क्यों टाली जाती है?

समय की कमी या अभाव यह व्यायाम टालने का प्रमुख कारण दिया जाता है। रोज के चौबीस घंटों मे से केवल आधा घंटा व्यायाम के लिए अलग रखना अत्यावश्यक है।

ये रोज के तीस मिनट आपनी कार्यक्षमता, निर्णयशक्ति, आत्मविश्वास और आशावाद वृद्धिंगत करके व्यायाम के लिए देने से समय की क्षतिपूर्ति हो जाती है। यह सीधा गणित अनेक लोगों को ठीक तरह से बताने पर भी नहीं समझता। लेकिन संगणक पर बहुत समय काम करना, टिव्ही का गुलाम बनकर उसे देखते रहना, एअर कंडिशन के युग की जीवन पद्धती आज के युवकों को कसरत से दूर ले जाती है। इन तीनों यंत्रों के वशीभूत होने से मस्तिष्क की सूक्ष्म पेशियों पर उसका प्रतिकूल परिणाम होकर एक प्रकारकी सुस्ती या मानसिक ढीलापन निर्माण होता है। आलस उसे सताता है और कसरत के विचारों से वह ऊब जाता है। आजकल की यह दयनीय हालत ऐसी है कि हार्ट अॅटॅक आये बिना कसरत का महत्व उनके गले नहीं उतरता।

## कसरत करने से पहले क्या करना है?

पहले कसरत का निश्चय करे। दिनभर की दिनचर्या याने रोजनामचा तैयार करके कसरत का समय निश्चित कर ले। हफ्ते में कम से कम पाँच दिन कसरत करना हितावह है। उसके लिए ही नियमितता अत्यावश्यक है। कसरत शुरू करने से पहले १) एकोकार्डियोग्राफी, कलर डॉप्लर, २) स्ट्रेस टेस्ट और ३) लिपिड प्रोफाईल से जाँच पडताल करना आवश्यक है। वास्तव में यह परिक्षण हर साल करना इष्ट है। इसके निर्णयपर कसरत का प्रमाण अवलंबित रहता है। यह ध्यान में रखनेलायक बात है।

## कौनसा व्यायाम करें?

जिन मरीजों की बायपास की हृदयशल्यक्रिया हुई है उनके लिए चलने का व्यायाम उचित है। पहले महीने में रोज एक किलोमीटर चलने का, और दूसरे महीने में दो किलोमीटर और तीसरे महीने से पूरे जीवनभर कम से कम तीन किलोमीटर चलने का व्यायाम अत्याश्यक है। उसके साथ गर्दन का, कंधे का व्यायाम और दीर्घश्वसन।

शस्त्रक्रीया के बाद पहले तीन महिनों में किसी भी भार उठाने से बचना उचित है। एक ओर घूमकर हाथ का आधार लेकर ही उठना यथोचित है। शस्त्रक्रिया के एक साल बाद जल्द चलना, तैरना, पहाडी चढना या योगासन करना ठीक होगा। डंड की कसरत, उठने बैठने की कसरत, ऊँची छलांग मारना, भार उठाना, इस प्रकार त्याज्य समझे। हृदय के मरीज लेकिन जिसकी बायपास सर्जरी या अँजिओप्लास्टी नहीं हुई ऐसे लोगों को डॉक्टर की सलाह से या उसकी उपस्थिती में व्यायाम करें "क्योंकि शायद उसी समय हार्ट अॅटॅक की संभावना है। यह बात ध्यान में रखें। ऐसे मरीजों के कसरत के प्रकार या मात्रा उनके हृदय की आकुंचन क्रिया पर और स्ट्रेस टेस्ट के निष्कर्ष और औषधोपचार पर अवलंबित है।

हृदयरोग टालने के लिए किया जानेवाला व्यायाम प्रकार उस मरीज की शरीर की गठन, उम्र अन्य रोग और उसकी जीवनपद्धतिपर अवलंबित रहती है। यहाँ स्पोर्टस मेडिसिन स्पेशालिस्ट और हृदयरोगतज्ज्ञ इन दोनों का मार्गदर्शन लेना लाभदायक है। बाहर से गठिला दिखाई देनेवाला और बॉका शरीर और स्नायुओं की तुलना में आंतरिक स्वास्थ ज्यादा महत्वपूर्ण है ।

## अब व्यायाम के चार प्रकार देखिए ।

अ) स्नायुओं के व्यायाम ये दो प्रकार के होते है। 'आयसोमेट्रिक' और 'आयसोटॉनिक' इनमें से स्नायुओं का आकुंचन वजन के विपक्ष में करना या वजन के सिवा स्नायुओं को तनाव देना और शिथिल करना यह प्रकार भी जितना हो सके उतनाही और वह भी व्यायाम शिक्षक की निगरानी में करें।

**ब) एरोबिक :** इसमें शरीर की जलद गतिविधियाँ करके हृदय की और श्वसनगति बढाना पडता है। इससे रक्ताभिसरण और प्राणवायु की मात्रा बढती है। हृदय की गति ज्यादा से ज्यादा कितनी बढाना है यह बात उम्र, वजन, लंबाई से निश्चित की जाती है। दौडना, जॉगिंग, ट्रेडमिल पर चलना, तैरना ये एरोबिक प्रकार के व्यायाम है।

**क) योगासन :** 'हटयोग विद्या' यह हमारी परंपरा है। उसका सबको अभिमान है। पूरे जगत को भारत ने दी हुई यह एक महान देन है। योगासन द्वारा शरीर लचिला होता है। सर्व अवयवों की कार्यक्षमता बढती है। रक्तचाप और हृदय की गति स्थिर होती है। कुछ विशिष्ट योगासन हृदय रोग टलने की दृष्टि से अत्यंत उपयोगी है । उत्कृष्ट मार्गदर्शन द्वारा हररोज योगासन करना और लाभ उठाना सचमुच हितकारी है।

**ड) तैरना :** यह एक अत्यंत लाभदायी व्यायाम प्रकार है। इसमें उपरिनिर्दिष्ट तीनों प्रकार के व्यायामों के फायदे मिलते है। ठंडा पानी, आँखों की जलन, गला बैठना, गले का शोध, सर्दी जुकाम या कान से सुनायी न देना इन्ही कारणों से लोग यह व्यायाम टाळते है लेकिन तैरने से हृदय की कार्यक्षमता खूब बढती है।

प्राणायाम और दीर्घ श्वसन से नाडिशुद्धी होती है। प्राणवायु का परिणाम बढता है । फेफडे फूल जाते है। मनःशांति मिलती है। कुछ ऋषिमुनी प्राणायाम की सहायता से हृदय की गति नियंत्रित कर सकते है। कम से कम दस मिनट का प्राणायाम हर कोई करें । उनके अनेक प्रकार है। अपनी तबियत के अनुसार और तज्ज्ञ की सलाह के अनुसार उन्हें पसंद करें ।

हृदयरोग टालने के लिए किया जानेवाला व्यायाम अपनी तबीयत के अनुसार और जीवनपद्धति के अनुसार निश्चित करें । सबसे महत्वपूर्ण बात ऊपर दिये प्रकारों में से यथायोग्य व्यायाम पद्धति निश्चित करके नियमित व्यायाम करें ।

सालभर जी जान से व्यायाम करने के बाद छः महिने बिलकुल व्यायाम न करना ज्यादा हानिकारक है। अति व्यायाम भी धोकादायक बन सकता है। अनेक मल्लों का हार्टअॅटॅक का शिकार होना हम सुनते है।

कम से कम हफ्ते में चार दिन व्यायाम के और बाकी तीन दिन उसकी हानि दूर करने के लिए और नई पेशियों को बढने के लिए छोड दे । हम आनेजाने बैठे बैठे पाँव पसारकर हाथों को तनाव देकर आँखों की गोलकों के व्यायाम कर सकते है। झुककर न बैठना गर्दन का व्यायाम, लिफ्ट का उपयोग न करके एक दो मंजिलो तक चढना आसपास बाहर जाते समय दो पहियों का उपयोग न करना, भोजन के बाद चहलकदमी नियमित रूप से करना ये तो सब के लिए हितकर है।

नियमित व्यायाम से शारिरीक मानसिक और भावनिक थकावट नष्ट होती है। हृदयविकार से दूर रह सकते है। 'गीता के अध्ययन की तुलना में फुटबॉल खेलने से आप ईश्वर के पास जा सकते है' स्वामी विवेकानंदजी का यह उपदेश विचार करनेलायक है। जब तक व्यायाम शालाएँ और खेल के मैदान उजाड रहते हैं । तब तक हृदयरोग की मात्रा बढती ही रहेगी ।

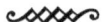

# १. मानसिक स्वास्थ और हृदयविकार

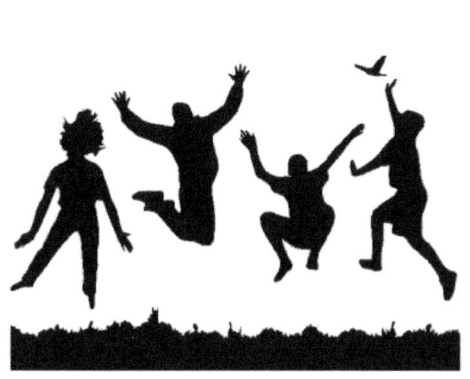

*चित्र सौजन्य : क्लकर फ्री वेक्टर, पिक्साबे*

मन का संबंध सीधे हृदय से होता है। अगर मन नाराज, उदास हो तो उसका बुरा असर हृदयपर निश्चित होता है। बुरी खबर सुनकर हृदयगति बंद होने की बात कई बार सुनायी जाती है। इसके विपरीत किसी शांत, अध्यात्मिक प्रवचन सुनने के बाद हृदय की गति स्थिर हो जाती है। मनःप्रसाद (चाहिए केवल, क्या कुटि क्या प्रासाद) मन संतुष्ट होता है, प्रसन्न होता है। उल्हसित मन हृदय को भी जवान बना देता है इसलिए हम लोग संत रामदासजी का 'मनाचे श्लोक' नामक ग्रंथ को बडा महत्व देते है।

आजकल जीवन का संघर्ष बढ गया है। ऐसा लोग कहते है लेकिन यह मुझे मंजूर नहीं । तनाव तो मनुष्य को पहले से भी था और आज भी है । इसके विपरीत आज कई बातों में सुविधाएँ मिल रही हैं । सच कहा जाय तो ऱ्हास हो गया है तनाव न लेने की मनोवृत्ति का । और गिरावट हुई है मानसिक संतुलन की। पुरानी पीढी की तुलना में आज की पीढी के लोग ज्यादा भावुक, संवेदनशील और नाजुक मिजाज बने हैं ।

किसी भी तणावपूर्ण स्थिती को दूर करने के लिए इकठ्ठा आकर उसपर विकल्प ढूँढना आजकल कम हुआ है। वैसा सच देखा जाय तो कुछ दहतक मनुष्य को यशस्वी बनने के लिए तनाव की ही नितांत गरज है। इस प्रकार के तनाव को 'युस्ट्रेस' कहा जाता है। इस प्रकार के बोझ उठाने के

प्रयत्न के सिवा कुछ हदतक काम उत्कृष्ठ और ठीक समयपर पूरा हो ही नहीं सकता । इसके विपरीत बेहद तनाव जिसे हम 'डिस्ट्रेस' कहते हैं वह असीम तनाव हानिकारक भी होता है। आदमी को इस प्रकार की तकलीफ शायद दुबला ही बना देती है।

मानसिक तनावों के प्रमुख कारण है व्यावसायिक असफलता, आर्थिक खिंचातानी, घर में एक दूसरे के बारे में मन में उत्पन्न हुए कटु संबंध ।

किसी भी प्रकार का कितना भी खिंचाव हो अपना मानसिक संतुलन न बिघडे इसपर हमें ध्यान देना आवश्यक है। नहीं तो हृदयविकार, उच्च रक्तदाब, मधुमेह आदि शत्रु तत्परता से अपने जीवन में प्रवेश कर सकते हैं ।

स्वभाव : किसी का स्वभाव बदलने के लिए दवा नहीं मिलती, यह बात कुछ हदतक मानना चाहिए। 'रस्सी जल जाती है, लेकिन बल नहीं जाता' यह कहावत हमें मालूम है। कुछ लोगों के मन में किसी बात के प्रति अवास्तव महत्वाकांक्षाएँ होती है। उन्हें हमेंशा उपरी सीढी तक चढने का मानों भूत सवार होता है। एक स्थानपर वे कभी नहीं बैठते । छोटी छोटी बातों में भी उनके मन का संतुलन बिगड जाता है। समय के बारे में तो पलभर की भी देरी उन्हें पसंद नहीं होती। मानों बाघ इनके पीछे पड रहा है। कभी वे नहीं चलते, हमेशा दौडधूप जारी रहती है। अपने सहयोगी की किसी काम में अपात्रता नजर आने से ये लोग जमीं आस्मान एक करते हैं । इस प्रकार के अस्थिर लोगों को 'टाईप ए पर्सनॅलिटी' के माने जाते है।

ऐसे लोगों में हृदयविकार की मात्रा सर्वाधिक है। इसलिए स्वभाव की हानिकारक आदतें, दोष और बुराइयाँ आदि पर विचार करके उनसे बचकर अगर वे जीवन बिता सके तो वे हृदयविकार से दूर रह सकते हैं ।

## मानसिक तनाव के कारण हृदय पर होनेवाले परिणामः

शरीर में 'कार्टिसॉल' और 'कॅटेकोल अमाइन्स' नामक पदार्थों का स्त्राव बढ जाता है। कुछ हदतक यह द्रव्य का प्रवाह हमेशा चलता रहता है, लेकिन जब प्रमाण से ज्यादा पदार्थों की प्रमाण बद्धता बिगड जाती है, तो हृदय को हानि पहुँचती है। मानसिक तनाव की स्थिती में वजन बढ़ता है। शरीर में पानी की मात्रा बढती है। हृदय के पासवाली रक्तनलिकाएँ अचानक आकुंचित होती है। छाती में दर्द शुरू होता है। दम घुट जाता है। हृदय का स्पंदन जलद होने लगता है और वह स्पंदन अनियमित होता है। शायद इससे 'हार्ट अॅटॅक' भी आ सकता है। शरीर में रक्तदाब बढने

से मूर्च्छा आ जाती है, थकावट महसूस होती है, सरदर्द आदि लक्षण दिखाई देते हैं । मानसिक खिंचाव से मस्तिष्क के संप्रेरक (हार्मोन्स) बढते हैं । जिसके कारण रक्त में शक्कर और चरबी की मात्रा ज्यादा होती है। इसके साथ साथ अति तनाव के अन्य लक्षण याने बार बार पेशाब होना, मलत्याग की संभावना होना, पसीना आना, बूख कम या ज्यादा होना, तनावमुक्ति के लिए व्यसनाधीन होना, आहार असंतुलित करना, व्यायाम न करना आदि बदल भी अप्रत्यक्ष रीती से हृदय के दुष्परिणामों को कारणीभूत होते हैं । तनाव असीमित हो तो हृदय अचानक बंद होकर मृत्यु का भी शिकार होना पडता है। यह महत्वपूर्ण बात ध्यान में रखना आवश्यक है।

## उपाय योजना:

जीवन में ज्यादातर तनाव, खिंचाव अहंकार और स्वाभिमान को चोट पहुँचना आदि पर अवलंबित रहता है। कुछ हदतक स्वाभिमान यश के लिए आवश्यक भी है लेकिन अहंकार नहीं होना चाहिए ।

हर रोज रात के समय सोने से पहले कुछ मिनटों तक आकाश की ओर एकाग्र होकर देखिए । और ऐसी टकटकी बाँधकर अपने अस्तित्व पर विचार किजीए। असीमित तारे, उनमें से एक पृथ्वी, उसमें स्थित एक भारत नामक देश, उसमें से सौ कोटि जनता में से एक 'मैं'। लाखों वर्षों की यह सृष्टि और ज्यादा से ज्यादा सत्तर से अस्सी तक जीवित रहनेवाला 'मैं' एक मानव !

ऐसे विचारों के प्रभाव से निश्चित अहंकार निर्मूलन होगा। एक दूसरे के साथ, आपस में रहनेवाले भेदभाव , व्यावसायिक वैमनस्य और स्पर्धा के कारण उत्पन्न बोझ या भार आदि सब कुछ इन विचारों से दूर होगा। इस प्रकार के उच्च विचार हृदय के लिए पुष्टिप्रद, बलवर्धक होते है।

कसरत निश्चयपूर्वक करें क्योंकि सुदृढ शरीर में सुदृढ मन होता है। योगासन, दीर्घश्वसन और प्राणायाम से मानसिक तनाव बहुत कम होता है। आहार संतुलित और शाकाहारी होने से मन शांत रहता है। हर रोज रात में कम से कम सात घंटे सो जाना आरोग्यकारक है। जल्दी सोना और जल्दी उठना सेहतमंद है। तनावमुक्ति के लिए मद्यपान, तमाकू सेवन करना ठीक नहीं। किसी काम में या कला में रूचि लेकर समय बिताए, जिससे हम तनाव से दूर रह सकते है। घर में अगर पालतु जानवर हो तो प्रेमभावना जागृत होती है । महत्वाकांक्षा को काबू में रखना . अवास्तव ध्येय के पीछे पडने की अपेक्षा जीवन का मकसद, लक्ष्य, उद्देश यथार्थ होना जरूरी है। महत्वाकांक्षा को काबू में रखना अत्यावश्यक है। नहीं तो 'चिंटी चाहे सागर थाह' कहावत जैसी हालत हो सकती है। शारीरिक और आर्थिक स्वास्थ्य की ओर खासकर ध्यान देना मुनासिब है।

इससे मानिक तनाव कम होगा। हररोज शवासन और ध्यानधारणा करना भी हितकर है। दिन में केवल बीस मिनट इसके लिए दीजिए अर्थात तज्ज्ञ लोगों से पूछकर उसका प्रयोग करें । मनःशांति और तनावमुक्ति के लिए यह अत्यंत उपयोगी है।

जो मन में हैं वह हृदय में हो, जो हृदय में है वह मन में हो। जो मन में और हृदय में हो वही जिव्हा पर हो। इतना संयम रखे रखे तो हृदयविकार से छुटकारा मिल सकता है।

# १०. उच्च रक्तचाप और हृदयविकार

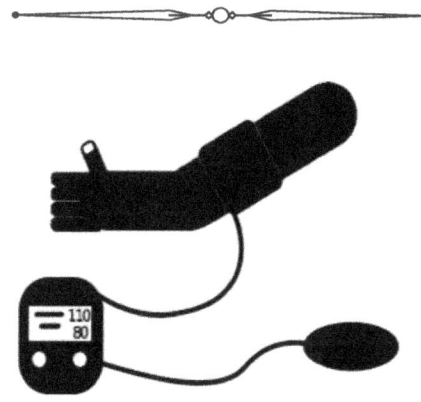

*चित्र सौजन्य : टेजचोज ,पिक्साबे*

उच्च रक्तचाप रोग नहीं है। यह एक लक्षण है। उच्च रक्तचाप के व्यक्तियों की संख्या दिन-ब-दिन बढती ही जा रही है। भारत में चार प्रतिशत लोगों की यह परेशानी है, ऐसा कयास है। अनेक लोग उच्च रक्तचाप याने कुछ गर्व करने की बात समझते है। लेकिन उसके दुष्परिणाम भारी संकट में डाल सकते है। उच्च रक्तचाप कोई अचानक आनेवाली बात नहीं है। धीरे-धीरे यह शुरू होता और शरीर भी उस बढते रक्तचाप का आदी बन जाता है। इसी से उन लोगों को कई बार कुछ तकलीफ नहीं होती। ऐसे लोग जब डॉक्टर के पास जाते है और डॉक्टर उनमें उच्च रक्तचाप की खबर देता है तब उन्हे विश्वास नहीं होता। शायद रक्तचाप लेने में कुछ गलती हुई होगी, रक्तचाप की मशीन खराब हुई होगी या डॉक्टर अननुभवी होगा ऐसी अनेक आशंकाएँ उनके मन में होती है।

रक्तचाप कितना होना आवश्यक है? हृदय का आकुंचन होने के बाद जो दाब रहता है। उसे प्राकुंचन (सिस्टॉलिक) और हृदय का प्रसरण होने के बाद जो दाब होता है, उसे अनुशिथिलन(डायस्टॉलिक) कहा जाता है। प्रत्येक व्यक्ती का रक्तचाप निरंतर बदलता रहता है। सबेरे रात के समय बैठने के बाद, उठने के बाद, सो जाने पर और मानसिक स्थिती के अनुसार रक्तचाप का परिमाण कम या ज्यादा होता रहता है। उम्र के अनुसार भी उसका नापतोल बढता

ही रहता है। यह बात ध्यान में रखे, यह तो स्वाभाविक भी है, परंतु वह किसी मर्यादा के बाहर बढना ठीक नहीं है। सिस्टॉलिक रक्तचाप लगभग सौ अधिक उम्र को मिलाकर जो संख्या होती है उससे ज्यादा होना ठीक नहीं समझा जाता लेकिन यह गिनती सत्तर वर्षों की उम्र तक ही मुनासिब है। (डायस्टॉलिक) रक्तचाप औसत बीस साल की उम्र में अस्सी तक चालीस साल में पचासी, साठ वर्ष की आयु में नब्बे और अस्सी के बाद पंचानब्बे से ज्यादा होना ठीक नहीं होता । स्थूल अंदाज से बीस से सत्तर वर्षोंतक के व्यक्तियों में शारीरिक और मानसिक स्वास्थ्य के तीन भिन्न-भिन्न दिनों में रक्तचाप देखने के बाद अगर व १४०-९० या इससे ज्यादा हो तो उच्च रक्तचाप का निश्चित निर्णय हो सकता है। उच्च रक्तचाप की तीव्रता और इसका अंकन इस प्रकार कर दिया जाता है।

सौम्य उच्च रक्तचाप - १४० - १९९ / ९० – १०४

मध्यम रक्तचाप - १६०-१७९/१०० - १०९

तीव्र रक्तचाप - १८० - २०९ / ११० - ११९

अति तीव्र रक्तचाप - २१० और अधिक / १२० और ज्यादा रक्तचाप देखने के लिए पारद यंत्र, घडी, जैसा अंकों का यंत्र या इलेक्ट्रॉनिक मशीन उपयोग किया जाता है। इलेक्ट्रॉनिक यंत्र के साथ स्टेथोस्कोप आवश्यक होता है। जिससे खुद मरीज रक्तचाप देख सकता है। सिस्टॉलिक और डायसेंलिक रक्तचाप एक पर्देपर दिखाया जाता है। रक्तचाप एक ही प्रकार के यंत्र द्वारा निश्चित समय पर एक ही व्यक्ति या डॉक्टर से जाँच करवाने से उसका तुलनात्मक महत्व स्पष्ट होता है।

## कारण और लक्षण :

रक्तचाप किस कारण से और कैसे होता है? १) उच्च रक्तचाप के कई कारण माने जाते है। इसका प्राथमिक (प्रायमरी) और दूसरा (सेकंडरी) इन दो गुटों में विभाजन हो सकता है।

प्रायमरी या इसेन्शियल उच्च रक्तचाप के गुट में शरीर की सब प्रमुख रक्तनलिकाओं में से चरबी (मेद) या स्निग्ध पदार्थों की मात्रा बढ़ने से रक्तप्रवाह में बाधा आती है । अनुवंशिकता, स्थूलना, तनावयुक्त जीवन पद्धती, असंतुलित आहार, अनुशासन की कमी, मधुमेह, तमाकू का सेवन, मद्यपान आदि के कारण प्रमुखतः बताए जाते हैं । नब्बे प्रतिशत लोग इस गुट के होते हैं। उच्च रक्तचाप के सेकंडरी गुट के लिए अनेक कारण बताए जाते हैं । इस प्रकार के रोगी दस प्रतिशत

से कम होते हैं । गुरदे की बीमारियाँ, औड्रनल ग्रंथियों का ट्यूमर, कुछ जन्मजात हृदयदोष, औषधि का दुष्परिणाम और गर्भवती होना आदि कारण होते हैं ।

२) अनेक बार नौकरी, बीमा आदि के लिए या स्वास्थ शिबिर में आरोग्य की जाँच करते समय उच्च रक्तचाप की रोग पहचान की जाती है। कभी कभी सरदर्द, चक्कर आना, झुंझलाहट, थोडे चलने पर होनेवाली थकावट या साँस फूलना, पाँवपर सूजन, नासिका द्वारा रक्त बहना आदि लक्षण दिखायी देते है। तब तुरंत ही रक्तचाप की जाँच आवश्यक है । उच्च रक्तचाप हो तो डॉक्टर की सलाह के अनुसार ठीक समयपर असलियत मालूम करें । एक सारिणी बनाकर कुछ पीडा हो या ना हो उसकी सूची बनाए । रक्तचाप सीमित होने पर भी छः महिनों में एक बार टेस्ट आजमाइश करें ।

## दुष्परिणाम

उच्च रक्तचाप किसी भी कारण से हो, सौ प्रतिशत हानिकारक है। हृदयपर उसका प्रचंड तनाव आता है। हृदय को उसी दबाव के खिलाफ काम करना पडता है। प्रथम या प्रकुंचनी (सिस्टॉलिक) की तुलना में अनुशिथिलन का (डायस्टोलिक) उच्च रक्तचाप हृदय के स्नायुओं को ज्यादा हानिकारक होता है।

हृदयपर आये तनाव के कारण हृदय की कार्यक्षमता कम होकर मरीज हाँफने लगता है। क्वचित हृदय बंद ही होता है। उच्च रक्तचाप से वृक्क गुरदे (Kidney) खराब होकर उसका कार्य स्थगित हो सकता है। मस्तिष्क में रक्तस्त्राव हो सकता है। चरबी के टुकेड महाधमनी में से छूटकर मस्तिष्क की रक्तनलिका में अटक जाते हैं । उसका गंभीर परिणाम हो सकता है। मरीज सुधबुध खो बैठता है या लकवा या अंधापन का शिकार होना संभवनीय है।

## जाँच और उपचार :

पहले रक्त में स्थित स्निग्ध पदार्थों की मात्रा, तथा रक्त में शर्करा का प्रमाण देखना, मूत्र परीक्षा, कलर डॉप्लर, एकोकार्डियोग्राफी, स्ट्रेस टेस्ट की जाँच करना उच्च रक्तदाब को मरीज के लिए आवश्यक है। उच्च रक्तचाप सेकंडरी हो तो गुरदे ॲड्रिनल और थायरॉईड ग्रंथियों की जाँच पडताल करना बहुमूल्य होता है। इसके साथ रीनल एऑरटिक और करोनरी अँजिओग्राफी करने से रक्त नलिकाओं की स्थिती का पता लगता है। उच्च रक्तचाप किसी भी कारण से हो उसे काबू में रखना अनिवार्य है।

आजकल अनेक प्रकार की अत्याधुनिक और नुकसान न करनेवाली गोलियाँ उपलब्ध है, इसलिए हृदयविकारतज्ज्ञ की सलाह के अनुसार और उसकी निगरानी में टिकियाँ लेना महत्वपूर्ण बात है। टिकियाँ नित्य के समय पर ही ले ली जाएँ। वे एक ही छाप (Brand) की हो। अपनी मर्जी के अनुसार गोलियाँ कम या ज्यादा करना योग्य नहीं। रक्तचाप की गोलियों के साथ अन्य उपचारपद्धती की वा न लेना इष्ट है। उसमें (ड्रग इंटरअॅक्शन) का धोखा रहता है। अॅलोपॅथी की उपचारपद्धति में प्रमुखतः रक्तनलिकाओं का प्रसरण करके रक्तचाप कम करने के लिए और मानसिक स्थिती संतुलन रखने के लिए गोलियाँ दी जाती है। शस्त्रक्रिया का फायदा विशिष्ट उच्च रक्तचाप की बीमारी में होता है। उदा. रीनल आर्टरी, स्टीनॉसेस, कोऑर्कटेशन, एओर्टा, अॅड्रिनल ट्यूमर इ. ।

औषधोपचार और शस्त्रक्रीया के अतिरिक्त संतुलित शाकाहार, निर्व्यसनी जीवनपद्धती, नियंत्रित वजन, और सुदृढ मानसिक स्वास्थ अपेक्षित है। योगासन खासकर शवासन, ध्यानधारणा, प्राणायाम से लाभ निर्विवाद है। किसी काम में रुचि, झुकाव, रहना, दिलबहलाव, पूर्ण सात घंटो की निद्रा, चाय, कॉफी, जायकेदार, नमकीन, तेल घी जैसे पदार्थों से अलिप्त आहार, मलत्याग के लिए कच्ची सब्जियों का या फलों का अंतर्भाव करके पेट साफ रखना हितकारक है। मधुमेह की बीमारी हो तो शक्कर का मात्रा कम रखना अपेक्षित है। मधुमेह और उच्च रक्तचाप हृदय के महाभयंकर शत्रु है। यह बात ख्याल रखनेलायक है। भारतीयों की पाश्चात्य लोगों के बराबर कई क्षेत्रों में की हुई प्रगति प्रशंसनिय है लेकिन वैयक्तिक स्वास्थ के प्रति अनास्था और अनभिज्ञता अनुचित है।

सुशिक्षित अनियंत्रित और बेफिक्र प्रवृत्ति के उच्च रक्तचाप के मरीज खुद के साथ आसपास के वातावरण में भी तनाव पैदा करते है। उनकी झुंझलाहट से परस्पर व्यक्तिसंबंध भी बिगड जाते है। आसपास काम करनेवालों का स्वास्थ भी खत्म होता है। समझ लिजिए की उच्चरक्तचाप एक 'टाईम बॉम्ब' है। वह कभी भी फट जाता है। उसे जल्द ही ढूंढकर शरीर के बाहर निकाल देना चाहिए। लोगों को 'अभी अभी था और अभी नहीं' या 'सोया तो सदा के लिए सो गया' ऐसा कुछ कहने का मौका न मिले ।

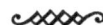

# ११. मधुमेह और हृदयविकार

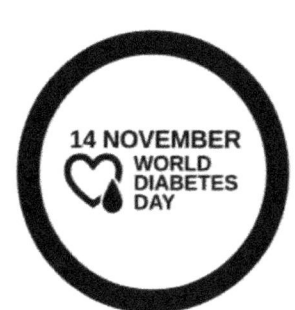

चित्र सौजन्य : ॲलेक्सी , पिक्साबे

रक्त में स्थित मीठापन जीवन के लिए खतरनाक है यह एक कटुसत्य है। व्यावहारिक जीवन में भी यह माना जाता है कि जो मिष्ट है वह अनिष्ट या शंकास्पद है। यही अनुमान मधुमेह के बारे में ही मान लेना चाहिए। मधुमेह यह पुरे शरीर का खासकर हृदय का एक भयानक और फँसाने वाला शत्रु है। यह पहले मन में बिठाया जाए। मन में गाँठ बांधी जाए। अनुवंशिकता, अग्न्याशय के रोग स्टिरॉईड्स या संततिनियमन की गोलियों का सेवन करना, स्थूलता, कसरत का अभाव, बडी शारीरिक बीमारी, मानसिक तनाव इन बातों के कारण मधुमेह होता या अगर हो तो बढ़ता है।

**लक्षणः**

इन्शुलिन के अभाव के कारण अग्न्याशय की कार्यक्षमता के कारण शक्कर का इस्तेमाल नहीं होता और इसीलिए अशक्तता महसूस होती है। सतत ज्यादा खाने का मोह होता है। इससे ज्यादा शक्कर के कारण पेशाब के लिए बार बार जाना पडता है। शरीर में खुजली की बीमारी शुरू होती है। दृष्टिदोष होना, जख्म फैलना, चक्कर आना या नपुसंकत्व का अनुभव आना ये मधुमेह के लक्षण है। कुछ लक्षण दिखायी दिए बगैर भी मधुमेह की संभावना नकारी नहीं जा सकती।

मधुमेह ज्यादा होनेपर शरीर में रहा मेद ईंधन जैसे उपयोग में लाया जाता, उससे शरीर में 'किटोन्स' नामक पदार्थ बढता है। मरीज होशहवास खो बैठ सकता है।

निदान - रोगपरीक्षा :चालीस की उम्र के बाद या अपने माता-पिता इनमें से किसी को मधुमेह हो तो अपनी उम्र की ओर न देखकर भी एक बार अपना रक्त और मूत्र की जाँच करवा ले । कुछ भी पीडा महसूस न होने पर भी या किसी प्रकार के ऊपर दिये हुए लक्षण दिखाई देने पर यह जाँच खाली पेट हो। सबेरे शक्कर १४० मिलिग्रॅम या इसके उपर हो या भोजन के दो घंटों बाद की हुई जाँच में अगर शक्कर २०० मिलिग्रॅम से ज्यादा हो तोमधुमेह है यह निश्चित निर्णय दिया जा सकता है। केवल मूत्रपरीक्षा में शक्कर मिलना यह मधुमेह का निश्चित निर्णय नहीं माना जाता । कुछ अन्य व्याधियों के कारण भी मधुमेह न होकर भी मूत्र में शक्कर मिलती है। मधुमेह की व्याधी नहीं है यह बात सिद्ध होने के लिए बिना कुछ खाये खाली पेट के समय रक्त में शक्कर की मात्रा १२० मिलिग्रॅम से कम अपेक्षित होती है। इन आकडों की अपेक्षा रक्त में थोडी ज्यादा शक्कर हो और मधुमेह की निश्चित परीक्षा करनी हो तो 'ग्लेकोज टॉलरन्स टेस्ट' यह परीक्षा बतायी जाती है।

## दुष्परिणाम

मधुमेह के दुष्परिणाम शरीर के महत्वपूर् अवयवों पर होते हैं । मज्जातंतुएँ संवेदनशून्य होती हैं। लकवा का दौरा पड सकता है। आँख में मोतियाबिंद की संभावना है। आँख के अंदर के पर्देपर दुष्परिणाम होने लगता है। या आँखों में रक्तस्त्राव होकर दृष्टिहिनता का भी डर पैदा होता है। गुरदे (Kidney) का कार्य बिगडने की शक्यता होती है। नपुसंकत्व का धोखा रहता है। शरीर की प्रतिकारशक्ती कम होती जाती है, जंतुओं का प्रादुर्भाव बढता है। जख्म भरने में देर लगती है, क्वचित क्षयरोग भी हो सकता है।

सबसे महत्वपूर्ण बात यह है कि जिसके प्रति ज्यादा ध्यान नहीं दिया जाता वह है 'रक्तवाहिनियों पर होनेवाला दुष्परिणाम' । शरीर की बडी रक्तवाहिनियों में स्निग्ध पदार्थों के स्तर जमा होकर रक्तप्रवाह में अटकाव निर्माण होते हैं । रक्तदाब बढ जाता है। उसके साथ हृदय के आसपास की रक्तवाहिनियों में भी बाधा आती है। मधुमेह पीडित मरीज को जब कॉरॉनरी आर्टरी डिसीज होता है तब वह ज्यादा तीव्र मात्रा में दिखायी देता है। इन रक्तवाहिनियों में अनेक स्थानों पर रूकावटे होती हैं । रक्तवाहिनियाँ छोटी होती जातीहैं  और अनेक रक्तवाहिनियाँ खराब होती है। इसे हम डायबेटीक आर्टोरियोपॅथी कहते है। हृदय के स्नायु की रक्तपूर्ति में अगर बाधा पडे तो सीने में

दर्द शुरू होता है। इस पीडा को अंजायना कहा जाता है। यह शक शरीर की नैसर्गिक लक्षवेधी पुकार या आवाज देना समझा जाता है। मधुमेह पीडित रुग्णों में "अंजायना" कम मात्रा में होता है।

या कुछ मरीजों में कुछ होता ही नहीं। इसी कारण ऐसे मरीजों को लगता है कि उन्हें हृदयरोग है ही नहीं। हृदयरोग पर भरोसा, मधुमेह के कारण होता रहता है। कई रोगियों में छाती में दर्द न होकर भी 'हार्ट अ‍ॅटॅक' होता है । कभी कभी पहला लक्षण न समझने से तीव्र हार्ट अ‍ॅटॅक या अचानक मृत्यु का शिकार बनना पडता है। कुछ मधुमेहियों को थोडा चलने पर भी साँस फूलने लगती है। लेकिन छाती में दर्द नहीं होता । ऐसी स्थिती में हृदयरोग की ज्यादा मात्रा में संभावना होती है। मधुमेह, उच्च रक्तचाप और हृदयविकार इकट्ठा आनेपर यह एक हानिकारक संयोग मान लेना चाहिए । मधुमेह के मरीजों को हृदय की जाँच पडताल न करवाना धोखादायक हो सकता है। लिपीड प्रोफाईल, एको, स्ट्रेस टेस्ट ये हृदय की मूलभूत परीक्षाएँ अवश्य होनी चाहिए। इस जाँच द्वारा हृदयरोग का निश्चित निर्णय और उसकी मात्रा विश्वसनीय बताई जा सकती है। इससे उपाययोजनाओं को योग्य दिशा मिलती है। बीमारी की तीव्रता का सही अनुमान लगाया जा सकता है।

## उपाय योजनाएँ :

मधुमेह का निदान होने के बाद रक्त में स्थित शक्कर योग्य मात्रा में रखना एक सबसे महत्वपूर्ण बात है। आहार व्यायाम और औषधोपचार का त्रिसूत्री कार्यक्रम की योजना करना आवश्यक है।

पहले वजन ऊँचाई और अपने काम के स्वरूप पर अवलंबित कितना आहार लेना योग्य है। उसके बारे में आहारतज्ज्ञ की मद्द लेकर निश्चित करना । कौन से पदार्थ में कितनी कॅलरिज होती है। यह बात मुखोत्गत करना जरूरी है । मधुमेह के मरीज को खाद्यपदार्थों की पसंद ना पसंदगी की अपेक्षा अन्न की कुल कॅलरीज और भोजन के समय को ज्यादा प्रधानता देना आवश्यक होता है । नियमानुसार और नियोजित व्यायाम के लिए दुसरा पर्याय नहीं होता । केवल संतुलित डायबेटिक आहार और व्यायाम से चालीस पचास प्रतिशत मरीजों की शक्कर योग्य मात्रा में रह सकती है। बाकी बचे इनके साथ गोलियाँ या इन्शुलिन की मद्त लेते हैं ।

मधुमेहतज्ज्ञ की निगरानी पर और सलाह लेकर गोलियाँ और इन्शुलिन की मात्रा समय और प्रकार निश्चित की जाये और इसका पालन ठीक तरह से हो। मधुमेह के साथ रक्त में स्निग्ध पदार्थों का प्रमाण ज्यादा होने पर उसे कम करने के लिए गोलियाँ लेना जरूरी है। इसके साथ हृदयविकार या उच्चरक्तचाप हो तो उस पर भी दवा ली जाए।

मधुमेह पीडीत मरीज को हृदयशल्यक्रिया की अगर जरूरी हो तो शस्त्रक्रिया करने से पहले रक्त में शक्कर की योग्य मात्रा लाना यह बात महत्वपूर्ण रहती है। शस्त्रक्रीया के समय और सके अनंतर आयसीयू (I.C.U.) में इन्शुलिन इंजेक्शन सिरींज पंप की सहायता से सतत दी जाती है। उसके बाद रोगी खाने पीने लगेगा तब इन्शुलिन भोजन के पहले दिया जाता है। उसके बाद रोगी खाने पीने लगेगा तब इन्शुलिन भोजन के पहले दिया जाता है। बाद में मधुमेह की मात्रा के अनुसार गोलियाँ या इन्शुलिन इसका निर्णय लिया जाता है। इसलिए आजकल हृदयबंद न करते हुए 'बीटिंग हार्ट बायपास सर्जरी' मधुमेही लोगों को ज्यादा हितकारक होती है। इस प्रकार की शस्त्रक्रिया के बाद मधुमेही में क्वचित उपस्थित होनेवाले गुरदे के विकार या जख्म भरने की समस्या कुछ हदतक कम होती है। बहुत दिनों से मदुमेह की बाधा होनेवाले मरीज की जख्म भरने की शरीर की क्षमता भी कम होती है। हृदय के सामनेवाली हड्डी शस्त्रक्रिया के बाद जुडना, न जुडना, जख्म में पीव या पानी होना, जख्म फैलना या जख्म भरने में ज्यादा समय लगना ये बाते दिखाई देती हैं।

मधुमेह एक बडा विषय है। उसके मूलतत्व समझ लेना जरूरी है। मधुमेहतज्ज्ञ की सलाह का पालन होना हितकारी है। नित्य रक्त की जाँच करना अपेक्षित है। मधुमेह की दिशा में विज्ञान प्रगत होता जा रहा है। नये प्रकार के इन्शुलिन का प्रयोग, नई गोलियाँ, अग्न्याशयका रोपण या शरीर में बिठाने का इन्शुलिन का पंप इन बातों पर संशोधन जारी है।

संक्षेप में मधुमेह के बारे में ध्यान न देना ठीक नहीं। नहीं तो हृदयरोग हो सकता है, या बढ़ सकता है। उच्च रक्तचाप होना संभवनीय है ऐसे मरीजों का हृदय निद्रा में या अचानक बंद हो सकता है।उस समय रोगी को कोई भी बचा नहीं सकता। उसकी मृत्यु निश्चित अचानक होती है।

# १२. स्थूलता और हृदयविकार

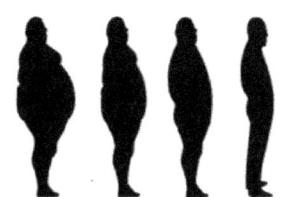

*चित्र सौजन्य : तुमिसु , पिक्साबे*

स्थूल लोग वजनदार दिखाई देते है। इनकी प्रौढता व्यवसाय के लिए भले ही पोषक हो, लेकिन अपने शरीर का भार उनका हृदय बर्दाश्त करेगा या नहीं, इसके बारे में संदेह होता है। आठ सौ सी.सी. कार्यक्षमता का इंजन जिस मोटर कार का होता है उस कार में छः लोगों से ज्यादा लोग अगर बैठेंगे तो इंजनपर बोझ आता है इसलिए यह हम नहीं करते लेकिन स्थूलता के कारण हृदयविकार का उदभव हो सकता है, हृदयपर तनाव आ सकता है, इसके बारे में कोई विशेष ध्यान नहीं देता। हृदयरोग होने के बाद वजन कम करने के प्रयास का प्रारंभ होता है। प्राणी हमेशा केवल भूख लगने पर ही खाता है उसके पहले नहीं खाता। लेकिन मनुष्य को सहजता से अपने खाने पर नियंत्रण रखना मुश्किल होता है यही मानव की व्यथा है

मनुष्य का वजन कितना हो, इसके बारे में अनेक तालिकाएँ, अंदाज मिलते हैं । एक सामान्य अंदाज याने मनुष्य की लंबाई के इंचों का अंक किलो में वजन का अंक हो। वास्तव में वजन अपनी उम्र, लिंग, शारीरिक गठन आदिपर अवलंबित होता है। उसके तैयार चार्ट मिलते है। उसके आधारपर अपना कितना वजन हो यह बात मालूम होती है। लेकिन सबसे उत्कृष्ठ अनुमान बीएमआय (बॉडी मास इंडेक्स) होगा । इसे निकालने के लिए किलो में किया वजन को मीटर में ली गयी लंबाई के वर्ग से भाग देना (तकसीम करना) अर्था बीएमआय वजन (किलो में) / लंबाई (मीटर में) यह इंडेक्स १८ से २१ की उम्र में ठीक है। मतलब उनको हृदयरोग का खतरा नहीं है। पुरूषों में १८ से २१ और २८ के आगे इंडेक्स हो तो हृदयविकार होने की संभावना

ध्यान में लेनी चाहिए। उसके साथ वेस्ट हिप रेशो अर्थात कमर और नितंब का प्रमाण ही महत्वपूर्ण है। यह ०.८५ से कम रहना चाहिए। ज्यादा होगा तो

हृदयरोग की धोखे की सूचना (लाल बत्ती) समझे। सिंह को प्राणियों में श्रेष्ठ मानते हैं। उसी प्रकार अगर हमें सिंह के जैसा जीवन बिताने की इच्छा हो तो हमारी कमर भी सिंहकटी हो।

अनुवंशिकता, स्थूलना का प्रमुख कारण समझा जाता है कुछ लोग दिनभर में चार बार भरपेट खा कर भी पतले ही रहते है। इसके विपरीत दिन में एक बार खाकर भी कुछ लोगों का वजन बढ़ता ही रहता है। यह फर्क हर एक व्यक्ति में भोजन द्वारा मिली कॅलरीज का उपयोग करके की गति पर और वेग पर अवलबंति रहता है उसे हम बीएमआर (बेसल मेटॅबॉलिक रेट) कहते है। यह 'बीएमआर' हरेक व्यक्ति का साधारणतया जन्म से निश्चित रहता है। थायरॉईड ग्रंथि के दोष के कारण यह बीएमआर कम या ज्यादा हो सकता है। शरीर में थायरॉईड ग्रंथी का द्रव्य कम होने से बीएमआर कम होता है और वजन में वृद्धि होती है। कुछ लोगों को खाने का चसका लगता है। वे जायकेदार, चटपटा मिर्चमसालेदार और जादा मीठे पदार्थ चटखारे भर बार बार खाते रहते है। इसे 'फूड अॅडिक्शन' कहा जाता है। इससे आवश्यकता से ज्यादा मात्रा में कॅलरीज शरीर लेता है और इसके कारण स्थूलता प्राप्त होती है। नियमित व्यायाम न करना यह तो हमारे लोगों की विशेषता है। चालीस की उम्र के पहले ही तोंद निकलती है या एक प्रसूति के बाद दुगुना होना और वैसे ही रह जाना यही बात हम हमेशा देखते है। संगणक और टीव्ही युवा पीढी को व्यायाम से दूर ले जा रहे है। पब्ज और फास्ट फूड केंद्र ये बडे आकर्षक केंद्र आजकल समझे जाते हैं। तात्पर्य युवकों में स्थूलता बढती जा रही है। स्टिराइड्स या संतति नियमन के लिए ली गयी गोलियाँ भी स्थूलता बढाने का कारण बन सकती है।

कारण कोई भी हो स्थूलता तो मनुष्य के हृदय की दृष्टि से खतरनाक ही है। स्थूलता का अगर कोई शारीरिक कारण हो तो ढूँढ लीजिए। ग्रंथियों में कुछ दोष दिखायी दे तो उसकी जाँच की जाए जिससे उपाययोजना करने में सुलभता होगी। "इतने दिनों में इतना वजन कम" जैसे हामी भरने वाले उपक्रमों के विज्ञापन चमचमाते हुए दिखायी देते है। विविध प्रकार की वजन कम करने की गोलियाँ, लेप, पट्टे, मसाज, जैसे उपचारपद्धतियों का प्रसार बडी मात्रा में आजकल हो रहा है। कई लोग इसके चंगुल में फँस जाते है। उन उपचारों का अनुभव लेते है। पैसा खर्च करते है। लेकिन यश न आने से अर्थात वजन कम न होने से अपना मानसिक संतुलन खो बैठते हैं। वे निरूत्साही बनते है। उसी मानसिक स्थिती में फिर वे ज्यादा खाने लगते हैं। व्यायाम को छुट्टी

दी जाती है। जिससे वजन अधिक हो जाता है।ऐसा यह दुष्टचक्र शुरू ही रहता है। थोडे में स्थूलता कम करने के लिए किसी भी प्रकार का 'शार्टकट' उपयोगी नहीं है।

स्थूलता को स्थान न देना सब से सर्वोत्तम बात है। वजन कम करने का मार्ग अनुशासन का और नियोजनबद्ध होना जरूरी है। यह मार्ग कूर्मगति का समय जानेवाला और मुश्किल है। यह बात ध्यान में रखनी होगी। संतुलित आहार के लिए ज्यादा महत्व देना ऊचित होगा। २४ घंटों में कितनी कॅलरीज लेना जरूरी है यह बात पहले निश्चित कर ले। क्या खाए, कितना खाए, कब खाए यह निश्चित होना जरूरी है। इसके लिए आहारतज्ज्ञ से 'डाएट चार्ट' करवा लेना। नियमित कॅलरीज के साथ सब प्रकार के अन्नघटक हररोज के खाने में होने चाहिए। सब जीवनसत्व, खनिज, ॲमिनो ॲसिडस और इसेन्शियल फॅटी ॲसिड्स । भोजन में सभी जीवनसत्व है इसकी सावधानी लेने से वजन कम होकर भी निरूत्साह

नहीं बढता, चेहरा मुराझाया हुआ नहीं दिखाई देता। अन्नग्रहण दो बार ही करना ज्यादा अच्छा। बीच -बीच में आते जाते खाना हितकारक नहीं है। शक्कर युक्त चाय, कॉफी, शीतपेय और मद्यपान से बचना चाहिए। थोडी मात्रा में मूँगफलियाँ, पालक, सेब, सॅलड, मछलियाँ ये पदार्थ हृदयरोग टालने की दृष्टी से महत्वपूर्ण समझे जाते है। नियमित व्यायाम के लिए दूसरा विकल्प नहीं। कॅलरिज जलाने के लिए भरपूर चलना, सायकलिंग, तैरना हर रोज कम से कम चार किलोमीटर चलना, नियमित योगासन, प्राणायाम करने से शरीर की अनेक ग्रंथियों की और अवयवों की कार्यक्षमता अच्छी रहती है। मानसिक स्थिरता आती है। वजन निश्चित रूप में घटता है। शरीर में एक प्रकार का नवचैतन्य आ जाता है। आत्मविश्वास बढता है।

स्थूल व्यक्ति को अगर उच्च रक्तचाप, मधुमेह या हृदयविकार होगा तो सारा काम बिगड जाता है। उस में शस्त्रक्रीया की आवश्यकता हो तो हृदयशल्यचिकित्सक के लिए यह एक चुनौती है। शस्त्रक्रीया के लिए आवश्यक बेहोशी की तैयारी में श्वासनलिका में नली डालना कठीन काम हो रहता है। जख्म भरने के लिए आवश्यकता से अधिक समय लगता है। शस्त्रक्रीया के बाद श्वासोश्वास की परेशानी हो सकती है। दीर्घ श्वास न लेने से 'न्युमोनिया' का धोखा रहता है। वेदना कम करने के लिए दवा ज्यादा मात्रा में लेनी पडती है। इसलिए स्थूल लोगों को चाहिए कि वे हृदयरोग की और मधुमेह की जाँच कर लें । वजन कम करने के लिए प्रयत्न करें।

हृदय को मन का बडप्पन अच्छा लगता है, चरबी का नहीं इसलिए मन से बडे रहना । जिसका शरीर मोटा उतनी उसकी आयु रेखा छोटी रहती है। वास्तव में स्थूल लोग हसमुख होते है लेकिन वजन और हृदयविकार की योग्य दक्षता न लेने से पास के लोगों को अचानक रुला सकते हैं ।

# १३. तमाकू - मद्यपान और हृदयविकार

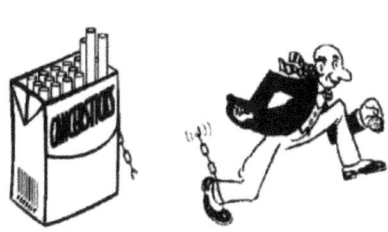

*चित्र सौजन्य : परलिनेटर , पिक्साबे*

तंबाकू खाना या तंबाकू सेवन शरीर के लिए हानिकारक है। यह बताने के लिए किसी डॉक्टर की आवश्यकता नहीं है और उसमें भी हार्ट सर्जन की तो बिलकुल ही नहीं। वैसा अगर देखा जाए तो हर रोज सबेरे से टी.व्ही. शुरू किया या किसी सामायिक समाचारपत्र खोल दिया जाए तो तंबाकू के बारें कई विज्ञापन हम देखते है। कितने आकर्षक होते है ये विज्ञापन! इसके विपरीत हम डॉक्टर लोग जो काम करते हैं 'तंबाकू शरीर के लिए हानिकारक है' यह बात हम कितनी नरम भाषा मे कहते हैं । विज्ञापन की तुलना में उसकी जगमगाहट के सामने हमारी सलाह बहुत फीकी पडती है।

शरीर के लिए हानिकारक का मतलब निश्चित रूप में बताना हो तो तंबाकू से कैन्सर होता है, उसका परिणाम रक्तवाहिकाओं पर होता है। पहले रक्तवाहिकाओं को एक प्रकार की सूजन आती है। उसे हम 'व्हॅस्कुयलाईटिस' या 'आर्टराईटिस' कहते है। इसके साथ दुसरा परिणाम रक्तवाहिकाओं में प्लेटलेट नामक पेशियाँ होती है, उनका इकठ्ठा होना। उनके संकलन से रक्तप्रवाह के लिए एक प्रकार की रूकावट पैदा होती है । इसे हम 'थ्रॉंबसेस' या ऑबस्ट्रक्शन या व्हॅस्क्युलर ब्लॉकेज कहते है। तिसरा परिणाम ये रक्तवाहिकाएँ अकस्मात आकुंचित होती है। और उससे रक्तप्रवाह में बाधा आती है। जिसे हम 'व्हॅस्क्युलर स्पॅझम' कहते है। इस प्रकार

आर्टरायटिस, व्हॅस्क्युलर ऑबस्ट्रक्शन आणि व्हॅस्क्युलर स्पॅझम ये तीनों दोष या परिणाम तंबाकू से होते है।

तंबाकू के ये परिणाम पावों की रक्तवाहिकाओं में होतो रुग्ण के पैर दुखने लगते है । वह ज्यादा चल नहीं सकता, रूकना पडता है। तब वह डॉक्टर के पास जाता है। डॉक्टर अँजिओग्राफी करने की सलाह देते है। उसी जाँच में कई अटकाव या ब्लॉकेज दिखायी देते है। उस पर उपचार याने बायपास सर्जरी या यह करना अशक्य हो तो पैर कालेनीले होते है। उन्हें काटने के सिवा अन्य उपाय उपलब्ध नहीं होता। इसी रोग को 'टी.ए.ओ.' याने 'थ्राँबो एंजायटिस ऑब्लिटरान्स' कहा जाता है।

दूसरा शब्द है 'बर्गर्स डिसीज' शायद कई लोगों को यह मालूम नहीं है कि तंबाकू सेवन से पैर काटने की मुसीबत झेलनी पडती है। उसी प्रकार इस तंबाकू का परिणाम न केवल पैरोंपर लेकिन शरीर की अन्य रक्तवाहिकाओंपर भी होता है और उसके कारण रक्तदाब बढता है। अब रक्तदाब याने ब्लडप्रेशर की मुसीबत शुरू होने के बाद उसका तनाव हृदयपर होता है। और धीरे धीरे हृदय कमजोर होने लगता है। आखिर में सबसे महत्वपूर्व दुःपरिणाम हृदय के आसपास की रक्तवाहिकाओं का आकुंचन होना, जिससे रक्तप्रवाह में प्रतिबंध और अंतमें हार्ट अ‍ॅटॅक । अर्थात यह दिल का दौरा सौम्य स्वरूप का हो तो थोडा समय मिल सकता है, बायपास सर्जरी हो सकती है। रूगम बच सकता है। लेकिन अगर यह हार्ट अ‍ॅटॅक तीव्र स्वरूप का हो तो मनुष्य की मृत्यु हो जाती है।

मद्यपान का भी अजीब मजाक है। उसके भी तीन भिन्न-भिन्न प्रकार है। या तीनों प्रकार के लोग हम समाज में देखते है। पहला प्रकार 'मेडिकल कन्झम्शन ऑफ अल्कोहोल' केवल दवा जैसी थोडी मात्रा में मद्यपान की रीति। इसके बारे में रुग्ण की उम्र, वजन जैसे बातों पर अवलंबित उसकी मात्रा निश्चित होती है। टॉनिक जैसा उसका सेवन हो तो मद्यपान शरीर के लिए हानिकारक नहीं यह बात सिद्ध हुई है। सच कहा जाय तो रक्तवाहिकाओं पर जब हम शस्त्रक्रिया करते हैं । उस समय हम अल्कोहोल की ड्रीप लगाते हैं ।

अल्कोहोल ड्रीप याने मद्य ग्लुकोज द्वारा शिरा में देना । यह हुआ 'मेडिकल कन्झम्शन' । बात यह है कि उतनी मेडिकल लेव्हल तक याने लगभग साठ से सत्तर किलो वजन का मनुष्य अगर रोज केवल पौन ग्लास रेड वाइन ले तो उसे वह हानिकारक नहीं है। हद से ज्यादा जब मद्य लिया जाता है तब वह हानिकारक ही होता है।

इसके बाद दूसरा प्रकार है 'सोशल ड्रिंकिंग'। अब 'सोशल कन्झम्शन ऑफ अल्कोहोल' में भी दो प्रकार के लोग होते हैं । ये लोग हर रोज पीनेवाले नहीं होते।

कभी बीच में या हफ्ते में एकाध बार, पार्टी में वे मद्यपान करते cc। उसमें कंट्रोल्ड सोशल ड्रिंकींग और अनकंट्रोल्ड सोशल ड्रिंकींग के लोग होते है। मतलब पार्टी में सीधे आते है। मद्यपान करते है, भोजन करते है, भरपेट खाते है, काफी मात्रा में पीते है लेकिन जाते समय चलते ही जाते हैं। थोडी टेढी- मेढी चाल रहती है लेकिन खुद जाते हैं।

उसके विपरीत अनकंट्रोल्ड सोशल ड्रिंकिंग में लोग आते हैं , भरपूर मद्यपान करते है, बिलकुल नहीं खाते, जाते समय कोई सहारा लेकर जाते है। ये लोग अब लगभग तीसरे प्रकार के मार्ग पर जाने लगते है। उसे ॲडिक्शन या अँटिसोशल ड्रिंकींग कहा जाता है। इस प्रकार ये मद्यपान के तीन प्रकार और उसकी मात्रा समाज में सदा हम देखते है। मेडिसिनल ड्रिंकींग छोडकर किसी भी प्रकार का मद्यपान करना शरीर के लिए सौ प्रतिशत हानिकारक है।

मद्यपान का या दारू का परिणाम सीधे हृदय के स्नायुओं पर होता है। ये स्नायु कमजोर होते हैं। उसे हम 'अल्कोहॉलिक कार्डिओ मायोपॅथी' कहते हैं। अनेक लोगों को यह मालूम नहीं है कि शराब ज्यादा पीने से हृदय कमजोर होता है। उन्हें लगता है, कोई दूसरा कारण होगा। लेकिन शराब का परिणाम सीधे हृदय के स्नानुओं पर होता है। उसके साथ अपने शरीर में जो भिन्न-भिन्न कोलेस्टेरॉल के घटक हैं , उन घटकों में एक प्रकार का संतुलन रहता है। उसमें जो एक अनुपात रहता है वही उसकी प्रमाणबद्धता नष्ट होती है। मतलब हाय डेन्सिटी कोलेस्ट्रॉल और लो डेन्सिटी कोलेस्ट्रॉल ऐसे जो दो प्रकार के कोलेस्ट्रॉल होते हैं उनमे उनका अनुपात बिगड गया तो ॲथेरोस्क्लेरोसिस याने रक्तवाहिकाओं में चरबी जमा होने की बाधा शुरू होती है। उससे हायपर टेन्शन याने रक्तदाब बढ़ता है। हृदय के आसपास की रक्तवाहिकाओं में चरबी जमा होने पर हार्ट अटॅक हो सकता है। दूसरे दुष्परिणाम होते है 'लिव्हर सिरॉसिस' के। लिव्हर बिगड जाती है। मज्जातंतुओं पर परिणाम होता है। तबीयत बिगड जाती है।

अब प्रश्न उपस्थित होता है अगर लोगों को मालूम होकर भी लोग इसके चंगूल में क्यों फंस जाते है? इसके पीछे वैज्ञानिक कारण क्या होते है?

पहला महत्वपूर्ण कारण कुतुहल, उत्सुकता, अचंबा। कुतूहल से थोडा सा कश या घूँट, उससे कीक या नशा, उसी प्रकार एक बार चखने से बार -बार आस्वाद लेने का चसका।

तीसरा कारण है 'न्यूनगंड' याने इन्फिरिऑरिटी कॉम्प्लेक्स। कुछ लोग कुछ बाते सरल परिस्थिती में याने पीए बगैर बोल नहीं सकते। उन्हें एक दो पेग लेने से ठीक लगता है, तब ये बहुत बाते बोल सकते है। बता सकते है। और दो-चार पेग के बाद बकरी से बाघ बन जाते है। मतलब वे आक्रमक बनते हैं।

चौथा कारण है जेनेटिक डिस्पोझिशन यह नया कारण है कि जिसके कारण कुछ लोगों को मद्यार्क या तंबाकू की उत्कट इच्छा होती है और इस बातपर अनुसंधान चल रहा है।

और एक अंतिम कारण है कि कुछ लोग अपने पीने के दोष का निवारण कर अपने व्यवसाय या बिझिनेस को सामने लाते हैं। वे बिझिनेस, प्रमोशन के लिए उसे आवश्यक समझते हैं।

इस प्रकार लोग मद्यपान में डूब जाते है। उनकी तबीयत पर उसका असर पडता है अब प्रश्न उपस्थित रहता है कि इस पर उपाय क्या है।

सर्वोत्तम उपाय यही है कि मद्यपान और तमाकू का सेवन इस पर नियंत्रण रखना शारीरिक, मानसिक, बौद्धिक, आर्थिक, सामाजिक दृष्टी से अत्यावश्यक है, यह निष्कर्ष सोच समझकर स्वीकार करे। खुद ही मन को काबू में रखकर जीवन बिताने का निश्चय करें। उसके लिए अध्यात्म का साथ लेने से मार्ग सुलभ हो सकता है। अगर जीवन में सुख और समृद्धि चाहते हो तो मद्यपान और तमाकू से दूर रहना चाहिए।

# १४. गर्भधारणा और हृदयशस्त्रक्रिया

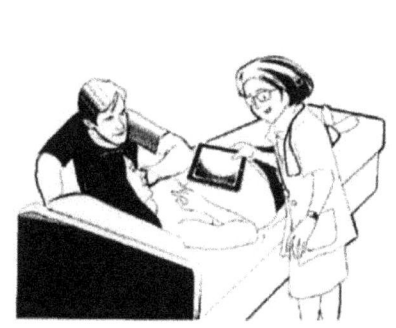

चित्र सौजन्य : आर्टिस्ट रामन , पिक्सावे

हृदयरोगी को कितना प्रणय और संभोग करना चाहिए इसकी कुछ कसौटिया नहीं है। इस नैसर्गिक कृति अथवा आवश्यकता की मात्रा कई बातों पर अवलंबित रहती है। रुग्ण की उम्र, उसकी हृदयरोग की अवस्था और उसका प्रकार, हृदयरोग होने के पहले का उसका संभोग का औसत और उसके प्रकार आदि पर उसे दिया जानेवाली सलाह अवलंबित रहती है। इस लेख में कुछ अतिमहत्वपूर्ण बातों का विश्लेषण किया जाएगा क्योंकि हर रुग्ण को दी जानेवाली सलाह भिन्न होगी।

हृदय का वाल्व तंग हुआ है ऐसी जवान विवाहित महिला को यही सलाह दी जाती है कि 'जल्द से जल्द ऑपरेशन कर लेना' यह वाल्व खुला करना अत्यंत आवश्यक है। तब तक संभोग और गर्भधारणा टालना जरूरी है। इस प्रकारही अतिस्पष्ट शब्दों में दी हुई सलाह सुनकर भी कई रुग्णों को संभोग के समय साँस फूल जाने से अतिदक्षता विभाग में रखा जाता है।

हृदय का वाल्व तंग होने के बाद गर्भधारणा न हो ऐसा भी बताया जाता है लेकिन दुर्भाग्य से गर्भधारणा हो गयी हो तो डॉक्टर की सलाह जल्द से जल्द लेना आवश्यक है। कई बार देखा जाता है कि रुग्ण ठीक समय पर जाँच के लिए नहीं आता। बारह हफ्तों के पहले अगर रुग्ण हृदयचिकित्सव के पास आए तो गर्भपात किया जा सकता है लेकिन गर्न अगर अति महत्वपूर्ण

हो। मतलब शादी के बाद कई वर्षों के बाद हुई गर्भधारणा हो) तो प्राकृतिक गर्भपात का खतरा स्वीकार करके भी हृदयपर शस्त्रक्रिया की जाती है।

क्या कृत्रिम वाल्व बिठाया रुग्ण अन्य लोगों के समान संभोग कर सकता है? क्या स्त्रीरुग्ण को अन्य महिलाओं के समान बालक को जन्म देना संभव होता है? ये वास्तव में सामान्य लेकिन अतिमहत्वपूर्ण प्रश्न होते हैं । हृदय का अगर क्लोल्ड हार्ट ऑपरेशन हुआ हो तो शस्त्रक्रिया के बाद छः

हफ्तों के बाद संभोग करने की इजाजत होती है । लेकिन ओपन हार्ट सर्जरी हुई हो तो तीन महिनों तक संभोग से परहेज रखना आवश्यक है । इसमें बायपास सर्जरी हो या वाल्व की शस्त्रक्रीया हो । हृदयशस्त्रक्रिया के लिए हृदय के सामनेवाली हड्डी काट दी जाती है उसका पूर्णतः मिल जाना आवश्यक रहता है। उसके जुडने का अवधि तीन महीनों की होती है। इस परहेज के साथ रुग्ण के हृदय की स्थिति  ऑपरेशन के कारण आयी हुई सूजन आदि पीडाएँ तीन महिने में पूर्णतः कम हो जाती हैं ।

संक्षेप में ओपन हार्ट सर्जरी का कोई भी रुग्ण अन्य सामान्य लोगों के समान संभोग सुख ले सकता है। शायद उसका औसत थोडा कम हो सकता है लेकिन कभी भी या किसी भी प्रकार की कमी, न्यूनता उसके मन में नहीं आनी चाहिए ।

कृत्रिम वाल्व बिठाये महिला रुग्ण को अन्य महिलाओं के समान गर्भधारणा हो सकती है। वह भी सामान्य महिलाओं के समान बालक को जन्म दे सकती है। उसमें फर्क केवल इतना है कि उसे थोडी सी सावधानी रखनी पडती है। वाल्व में जंतुओं का प्रादुर्भाव न हो यह महत्वपूर्ण सावधानी है। कृत्रिम वाल्व का काम नियमित रूप से हो इसलिए जो रक्तको पतला करने की गोलियाँ होती है उसकी मात्रा डॉक्टर की सलाह के अनुसार होना जरूरी है। उसके लिए बार बार पी.टी. (प्रोथोंबिन टाईम) की जाँच करना जरूरी है। उसके साथ गर्भावस्था के अंतिम दिनों में 'हेपॉरिन' नामक इंजेक्शन शुरू करना आवश्यक है। गर्भधारणा होने के बाद कलर डॉप्लर नामक जाँच करवा के हृदय की कार्यक्षमता और वाल्व की स्थिती देखना अनिवार्य है। कृत्रिम वॉल्व की शस्त्रक्रिया हुई स्त्री रुग्ण सामान्य जैसे बालकों को जन्म दे सकती है और इसके बारे में कोई डर मन में न रखे ।

प्रणय और संभोग से दूर रहने वाले या अपनी आवश्यकता से कम मात्रा में संभोग करने वाले लोगों को हृदयरोग की (कॉरोनरी आर्टरी डिसीज) संभावना ज्यादा होती है?

अमरिका में कुछ सेक्सॉलॉजी इन्स्टिट्यूट में ट्रायल्स द्वारा यह बात सिद्ध हुई की Sex is the best heart tonic और इसके साथ एक और निष्कर्ष सामने आया है कि Good Sex can delay coronary artery disease.

थोडे में कहा सकता है कि संभोग से हृदयरोग नहीं होता। या हृदयरोग की संभावना नहीं होती है। ऊपर बतायी गयी सारी जाँच पडताल भारतीयों पर होना अनिवार्य है। कामशास्त्र के विषय पर बहुत अनुसंधान और साहित्य उपलब्ध होने वाले हमारे देश में आज की परिस्थिति बिलकुल विपरीत है।

प्रणय या संभोग के विषय पर सामान्य मनुष्य बात भी नहीं करता। उसे उसके बारे में कुछ बात करने में अपराधी भाव महसूस होता है। वह एक अनैसर्गिक या अश्लील विषय समझकर वह बात नहीं करता। पाठशालाओं में तो सेक्स एज्युकेशन का अभाव है। हार्ट अटॅक का रुग्ण कितना संभोग करें या संभोग करते समय सीने में दर्द शुरू हुआ तो क्या करें? संभोग के समय सीने पर दबाव महसूस

हो या हृदयशूल हो तो संभोग बंद करके 'आयसॉरडील' की गोली जीभ के नीचे रखे। ऐसे रूग्ण प्रेम और प्रणय को संभोग की अपेक्षा ज्यादा बरीयता दें।

प्रेमी लोगों में हृदयरोग की मात्रा कम है और उसके विपरीत चिढचिढे, क्रोधी लोग ज्यादातर हार्ट अटॅक के शिकार बनते है।

प्रेम और हृदय का संबंध केवल काव्य में ही है ऐसा नहीं लेकिन शास्त्र के अनुसार ही उसका घनिष्ट संबंध है। जहाँ ज्यादा प्रेम वहाँ प्रणय ज्यादा और संभोग भी समाधानकारक होता है। संक्षेप में इन सब का पारंपारिक संबंध है। समाधानप्राप्त मन और शरीर में रोग के लिए जगह नहीं मिलती। लेकिन यह अध्याय पढकर कोई दूसरा अर्थ लेना खतरनाक है। प्रणय और संभोग की मात्रा प्रत्येक व्यक्ति में अलग अलग होती है। महत्वपूर्ण बात यह है कि प्रणय और संभोग में से निर्माण होनेवाले आनंद की और समाधान की मात्रा बढाना हृदय की दृष्टि से हितकारक होता है।

# १५. भारतीयों के हृदयविकार

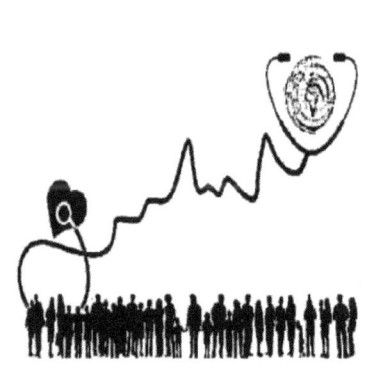

चित्र सौजन्य : गेराल्ट, पिक्साबे

भारतीयों के हृदयविकार भारतीयों जैसे अद्वितीय है। भारत में हृदयविकार की मात्रा, तीव्रता और लक्षण पाश्चात्य लोगों से भिन्न है। आजकल 'हार्ट डिसिझेस इन इंडियन्स' विषयपर एक गाढा अनुसंधान हो रहा है। अमरिका में स्थायी रूप से बसे भारतीय डॉ. इनासइनास का इस विषय पर काफी कार्य चल रहा है। फिर भी इससे भी ज्यादा भारतीय विशेषज्ञों को चाहिए कि वे भारतीय हृदयरोगी की ओर ध्यान दें।

आजकल कई प्रकार के अनुमान, उपचार पद्धतियाँ और सिफारिशें ज्यादातर पाश्चिमात्य विशेषतः अमेरिकन ग्रंथों पर आधारित है। या अमेरिकन रोगियों पर किए गये शोधप्रबंधों पर और उन्हीं की समितियों द्वारा निकाले गए निष्कर्षोंका आधार भारत में लिया जाता है।

उन्होंने किये हुए उपचार और जाँच पडताल की सिफारिशें हम बिना सोचे, आँखे मूंदकर अमल में लाएँगे तो वही निष्कर्ष हमारे लिए खतरनाक हो सकते है। इसीलिए अब पाश्चात्यों की तुलना करके भारतीयों में हृदयविकारों के बारे में क्या अंतर है यह देखना आवश्यक है।

## १) जन्मतः हृदयदोषः

अपने देश में जन्मतः हृदयदोषी रुग्णों की संख्या ज्यादा है । यहाँ जन्मतः दोष निर्माण होने के कारण भी अलग है। अपने देश में निजी के रिश्तेदारों के साथ होने वाले विवाह, गर्भवती माता द्वारा ली गयी हानिकारक दवाएँया घातक क्ष किरणों का प्रदुषण आदि कारणों से ये जन्मतः दोष निर्माण हुए है । हृदयदोष का निदान होने पर भी और शस्त्रक्रिया की सलाह सुनकर भी अनेक पालक इस बात पर ध्यान नहीं देते । इसके पीछे शस्त्रक्रीया के बारे में अज्ञान, इसी से शस्त्रक्रीया का डर पैदा होना और खर्च करने की अक्षमता ये कारण होते है। उन्हें तो ऐसा लगता है कि पीडित बालक पर शस्त्रक्रिया करने की अपेक्षा और एक बालक जो जन्म देना सरल और कम खर्च का है। हृदयरोगी पर अलग- अलग औषधियों के प्रयोग किए जाते है । उसमें बहुत समय निकल जाता है। और बाद में जब पालकों की आर्थिक और मानसिक तैयारी होती है। तब तक रुग्ण प्रौढ बन जाता है। इसलिए जन्मतः हृदयदोषी के प्रौढ रुग्ण अपने देश में ज्यादा मात्रा में दिखायी देते है। विदेशो में इनकी संख्या बहुत कम रहती है। शस्त्रक्रिया में देर होने के कारण से 'ए.एस.डी., व्ही.एस.डी., पी.डी.ए.' जैसे शस्त्रक्रिया द्वारा पूर्णतः सुधरनेवाले रुग्ण फेफडे का रक्तदाब प्रचंड बढने से अत्यवस्थ हो सकते है। रक्तप्रवाह उलटा शुरू होता है। बाएँ ओर से दाहिने ओर बहनेवाला रक्तप्रवाह दाहिनी ओर से बाएँ ओर जाने लगता है। उसे हम 'आयसेनमेंगर कॉम्प्लेक्स' कहते है। इसी स्थिती के रुग्ण भी अपने देश में ज्यादा मात्रा में दिखायी देते है जिन पर दुरूस्ती की शस्त्रक्रीया असंभव होती है। उनपर केवल हृदय फुफ्फुस रोपण शस्त्रक्रीया हो सकती है लेकिन वह अपने देश में बहुत प्रारंभिक अवस्था में है।

## २) हृदय के वाल्वों के रोगः

संधिवातजन्य वाल्व के हृदयरोगी आशिया खंड में सबसे ज्यादा है। उसमें भारत, पाकिस्तान, श्रीलंका और बांगलादेश इन देशों में इनकी मात्रा ज्याद है लेकिन सबसे ज्यादा संख्या में वाल्व के रूग्ण अपने देश में है। संधिविद्ध के जंतुओं ने शरीर में प्रवेश करने पर संधियों की सूजन, बुखार, साँस फुलना की पीडा शुरू होती है । बाद में यह संधिवातजन्य रोग पेनिसिलीन के इंजेक्शनों से काबू में आता है। उसे हर तीन हफ्तों के बाद एक ऐसे कम से कम बत्तीस वर्षों की उम्र तक पेनिसिलीन लेना पडता है। पेनिसिलीन से संधिविद्ध के जंतुओं के दुष्परिणाम हृदय के वाल्वोंपर कम मात्रा में होता है या कुछ रुग्णों में बिलकुल नहीं होता। अनेक रुग्ण पेनिसिलीन लेने में टालमटोल करते है। उससे वाल्वों की पीडा बढकर शस्त्रक्रिया के रोगी बन जाते है।

संधिवात के रोग से 'मायट्रल', 'एऑरटिक' या 'ट्रायकस्पीड' ये तीनों वाल्व खराब हो सकते है। वाल्व तंग होकर रक्तप्रवाह में अवरोध पैदा होना शुरू होता है। या वे गलने लगती है। साठ प्रतिशत रुग्णों में केवल 'मायट्रल' पंद्रह प्रतिशत रुग्णों में केवल 'एऑटिक' बीस प्रतिशत रुग्णों में मायट्रल और एऑरटिक और पाँच प्रतिशत रुग्णों में तीनों वाल्व खराब होने से उन्हें शस्त्रक्रिया द्वारा दुरूस्त करके या बदलकर सुधारना पडता है। वाल्व के रोगों की तीव्रता भी ज्यादा दिखायी देती है।

कभी कभी ये वाल्व पत्थर जैसी कठिन बन सकती है। शस्त्रक्रिया के समय उन्हें निकालना भी बडा कठिन होता है। ऐसे रुग्णों में फुफ्फुस का रक्तदाब बहुत बढ़ता है। हृदयस्पंदन जल्द और अनियमित होता है। यकृत को सूजन आती है। पाँवों पर भी सूजन आती है । हृदय का आकार फुटबॉल जैसा होता है और हृदय की आकुंचन क्रिया घट जाती है। इस प्रकार ज्यादा बिगडी स्थिति वाले हृदयरोगी हम सरकारी अस्पताल में बडी मात्रा में देखते है। वाल्व के हृदयरोगियों की संख्या और अंतिम स्थिति के रुग्णों की मात्रा अपने देश में सर्वाधिक है इसलिए विदेशी शल्यचिकित्सकों की तुलना में भारतीय शल्यचिकित्सकों का अनुभव और ज्ञान ज्यादा है। लेकिन तुलनात्मक दृष्टी से देखे तो सामायिक पत्रिकाओं में प्रसिद्ध होनेवाले खोज प्रबंध बहुत कम है।

खराब वाल्व बदलकर कृत्रिम वाल्व डालने के बाद वे अच्छी तरह से कार्यरत रहे इसलिए रक्त पतला रखने के लिए कुछ गोलियों की आवश्यकता रहती है। रक्त कितना पतला रखा जाय यह बात कृत्रिम वाल्व के प्रकार पर अवलंबित रहता है. पाश्चात्यों की तुलना में भारतीय रुग्णों को रक्त पतला रखने के लिए गोलियों की मात्रा बहुत कम लगती है। रक्त ज्यादा जम जानेसे अचानक वाल्व बंद पडने की मात्रा युरप, अमरिका में भारत की तुलना में ज्यादा है। इसके विपरीत रक्त ज्यादा पतला होने के कारण रक्तस्त्राव होकर मृत्यु होने की मात्रा अपने देश में ज्यादा है। इसीलिए भारतीयों को 'ब्लीडर्स' और पाश्चात्यों को 'क्लॉटर्स' कहा जाता है। शीत मौसम, सामान्यतः सुदृढ और निरोगी तबीयत और खाने में प्रथिनों की यथेष्ट मात्रा इन कारणों से उनका रक्त बहुत जल्द जम जाता होगा। भारत में वाल्व बदलने के बाद भारतीय रुग्ण जब यूरप में, अमरिका में जाते है, तब उन्हें भी रक्त पतला रखने के लिए ली गयी गोलियों की मात्रा बढानी पडती है। यह कई हृदयरोगतज्ज्ञों का निरीक्षण है। कभी कभी जन्मतः हृदयदोषों के साथ संधिवातजन्य वाल्वों का रोग हो सकता है। उसे हम 'ल्यूटेनबॅकर सिन्ड्रोम' कहते है। उसकी मात्रा भी भारत में ज्यादा है।

## ३) हृदय के आसपास के आवरणों का रोग :

हृदय के इर्द-गिर्द एक आवरण रहता है। इस आवरण को अगर क्षयरोग हो तो उसे सूजन होती है और उसमें पानी इकट्ठा होता है।

कुछ दिनों बाद यही आवरण कठिन होकर यही आवरण हृदय को पकड लेता है। उसे 'ट्यूबरक्युलस पेरीकार्डयटीस' कहा जाता है। इसी आवरण के कस जाने से हृदय व्यवस्थित प्रसरण नहीं पा सकता ऐर उसका दुष्परिणाम हृदयपर होता है। शस्त्रक्रिया कर यह आवरण निकालना पडता है। इस प्रकार के हृदयरोगी भारत में भारी मात्रा में है। कुछ विदेशों में इस प्रकार के रोगी बिलकुल नहीं दिखाई देते ।

## ४) कोरोनरी आर्टरी डिसीझ :

हृदय के स्नायु की रक्त की आपूर्ति करनेवाली शुद्ध रक्ता वाहिकाओं में अवरोध निर्माण करने वाला याने हार्ट अ‍ॅटॅक लाने वाला हृदयरोग ! इस प्रकार के हृदयविकार की मात्रा भारत में बहुत तेजी से बढती है। लगभग सन २०१५ के आसपास पूरे जगत में सबसे ज्यादा हार्ट अटॅक के रुग्ण भारत में होंगे ऐसा अंदाजा किया जाता है। व्यायाम का अभाव, असंतुलित आहार, तमाकू का सतत सेवन, धकपेल की बदलती जीवनपद्धती और तेज गति से होने वाला आधुनिकीकरण, ये उसके मूलभूत कारण है। अगर अपना देश 'सुपर पॉवर' होने का स्वप्न देख रहा हो तो यह रोग निश्चित सुपर - किलर होता है।

बढती मात्रा के साथ भारतीयों में इस रोग की तीव्रता भी उल्लेखनीय है। अपनी रक्तवाहिकाएँ आकार में छोटी है अचानक आकुंचित होनेवाली है, जिससे मृत्यु हो सकती है। रक्तवाहिकाओं का रोग पूरी रक्तवाहिकाओं पर ज्यादा 'डिफ्यूस' पद्धती का है। पाश्चात्यों में जो ज्यादा करके एक ही स्थान पर रहनेवाला याने 'डिस्क्रीट' पद्धति का दिखायी देता है। यह रोग भारत में बिलकुल जवानी की उम्र में भी दिखायी देने लगा है। केवल पच्चीस, तीस की आयु में हार्ट अ‍ॅटॅक की मात्रा दिन-ब-दिन बढती जा रही है, यह एक बडी चिंता की बात है। साथ ही हृदयविकार एक बार होने जा रही है, यह एक बडी

चिंता की बात है। साथ ही हृदयविकार एक बार होने से उसका बढना बडे पैमाने पर दिखायी देता है। कभी कभी तो उपचार शुरू करने से पहले ही मृत्यु का शिकार होना पडता है।

'मुझे कोई तकलीफ नहीं है' ऐसा कहनेवालों में भी कई बार आश्चर्यजनक हृदयरोग का निदान होता है। उदा. 'लेफ्ट मेन स्टेम डिसीझ' । मधुमेह के हृदयरोगी के सीने में ज्यादा दर्द नहीं होता। कभी उन्हे 'सायलेंट हार्ट अटॅक' हो जाता है। उसका निदान जाँच पडताल में होता है। फाल्स पॉझिटिव्ह स्ट्रेस टेस्ट का प्रमाण दस प्रतिशत से कम है। नब्बे प्रतिशत यह परीक्षा विश्वसनीय समझने में हानि नहीं। रुग्ण की स्ट्रेस टेस्ट नकारात्मक है या अँजियोग्राफी पर अटकाव नहीं ऐसा समझने पर कोई भी व्यक्ति आत्मविश्वास से और उत्साही जीवन बिताता है। जब सीने में दर्द होने लगता है या चलने से साँस फूलने लगे तब रक्तवाहिकाओं में अटकाव पचास प्रतिशत ज्यादा हुआ है, तब प्रथम स्थिती में हृदयरोग का निदान होना हमेशा हितकर है। भारतीयों की रक्तवाहिकाओंपर अँजियोप्लास्टी अथवा बायपास सर्जरी करना पाश्चात्यों की तुलना में बहुत चुनौती भरा होता है। बायपास शस्त्रक्रीया में शुद्ध रक्तवाहिकाएँ जोडकाम के लिए उपयोग में लाना ज्यादा मजबूत और फायदेमंद होता है। रक्तवाहिकाएँ चौडाई में छोटी होने से जोडकाम के लिए अतिसूक्ष्म धागा लेना पडता है और दूरबीन का चष्मा डालना पडता है। ज्यादा ग्राफ्ट बिठाना पडता है। थोडे में कहे तो भारतीय हृदयरुग्णोंपर उपचारपद्धति सरल नहीं होती, यह कहना पडता है.

बडे हृदयविकार से ग्रस्त भारतीय रुग्ण के बारे में जाँच या उपचारपद्धति की सिफारीश करते समय ज्यादा सावधानी बरतनी पडती है। जिस गति से और जिस प्रकार के हृदयरोग की मात्रा अपने देश में बढती है यह चिंताजनक है। अचानक मृत्यु का प्रमाण ज्यादा है। इस दृष्टि से हृदय की मूलभूत जाँच दिशाभूल करनेवाली नहीं है, ऐसा मुझे लगता है।

जाँच न कराना याने अंधेरे में रहना। अज्ञान में तो हमेशा सुख मिलता है। लेकिन यह एक धोखादायी बहाना है। अंत में कौनसी सिफारीश मानना या कैसे और कितना जीवन बिताना, यह बात तो खुद को ही निश्चित करनी पडती है।

# १६. भारत: हृदयविकार और उपचार

*चित्र सौजन्य : ओपन क्लिप आर्ट , पिक्साबे*

पच्चीस तीस वर्षों से पहले भारत में हृदयशस्त्रक्रिया के लिए केवल तीन प्रमुख केंद्र थे। पश्चिम भारत में मुंबई का के. ई. एम. हॉस्पिटल, दक्षिण भारत में वेलूर का ख्रिश्चन मेडिकल कॉलेज और उत्तर का ऑल इंडिया इन्स्टिट्यूट ऑफ मेडिकल सायन्सेस।

हृदयशस्त्रक्रिया में ये तीनों केंद्र अग्रेसर थे। उच्च शिक्षित विशेषज्ञ वहाँ काम करते थे। संशोधन और साथसाथ विद्यार्थियों के लिए अभ्यासक्रम और प्रशिक्षा देने में ये केंद्र अग्रणी थे। हृदयशस्त्रक्रिया करनेवाली निजी संस्थाएँ उन दिनों न के बराबर थी। अमरिका के डेंटल कुली, दक्षिण आफ्रिका के डॉ. ख्रिश्चन बर्नाड, लंडन के सर डोनाल्ड रॉस और सर मगधी याकूब और फ्रान्स के डॉ. ॲलेन कारपेंटियार इनके नाम भारत में परिचित थे।

अनंतर इस क्षेत्र में भारी मात्रा में बदलाव आते रहे। कुछ वर्षों के अंदर अपने देश में अन्य राज्यों में भी इस प्रकार की सुविधाएँ बनती रही। सन १९८० के बाद तो हृदयशस्त्रक्रिया की रीति, पद्धति और प्रणाली में आमूलाग्र बदल होने लगे। नये प्रकार के कृत्रिम धातुओं के वाल्व, दर्जेदार ऑक्सिजनेटर्स, उत्तम श्रेणी के हार्टलंग मशीन, नये प्रकार की कृत्रिम धातुओं की वाल्व उपलब्ध होने लगीं। नइ नइ दवाइयाँ भी आने लगीं। भारतीय डॉक्टर बडी मात्रा में उच्च शिक्षा लेने के लिए विदेश खाना होने लगे। उनमें से कुछ वहाँ बसगये लेकिन जो वापस आये उन्होंने पिछले

पच्चीस वर्षों में हृदयशल्यशास्त्र भारत में प्रगत होने की दृष्टि से अपना अपूर्व योगदान दिया। जो जो हृदयशस्त्रक्रियाएँ यशस्वी रीति से होने लगी तो तो निजी संस्थाओं के बडे अस्पताल या सुविधाएँ उपलब्ध कराने वाले इच्छुक दाता सामने आ गये। देखते- देखते इन शस्त्रक्रियाओं के लिए विदेश में जानेवालों की संख्या घटती गई। हृदयशस्त्रक्रिया के साथ साथ पिछले बीस वर्षों में अँजियोग्राफी और अँजियोप्लास्टी के क्षेत्र में भी पूरे तौर से नयी बाते सामने आयी । जितनी शीघ्रता से इस क्षेत्र में प्रगति हुई उतनी ही तेजी से हृदयरोग की मात्रा भी बढ गयी ।

आज हमारे देश में तीन प्रतिशत लोग हृदयरोगग्रस्त है। उनमें से साठ प्रतिशत लोग हृदयरोग की बीमारी पर दवा न लेते हुए सहन कर रहे है। बाकी लोग कुछ कुछ गोलियाँ लेते है या अन्य उपचारपद्धतियों का सहारा लेते है। बाकी बचे लोग अद्यतन हृदयरोगोपचार के

लिए पात्र और इच्छुक होंगे ऐसा अंदाज है। उनमें से केवल शहरी, खर्च करने की क्षमता रखनेवाले और शस्त्रक्रिया के बारे में कुछ जानकारी लेनेवाले लोग तज्ज्ञ डॉक्टर तक पहुँचते है । पिछले वर्ष में अपने देश में लगभग अडसठ हजार विविध हृदयशस्त्रक्रियाएँ हुई। लगभग नब्बे हजार रुग्णोंपर अँजियोग्राफी और तीस से पचास हजार रुग्णोंपर अँजियोप्लास्टी की गयी । आज देश में हृदयरोगोपचार करनेवाली लगभग एक सौ बीस से एक सौ पचास अस्पताल या केंद्र है।

कम से कम पाँच प्रतिशत रुग्णोंपर कुछ न कुछ उपचार करना अत्यावश्यक रहता है। यह बात अगर मान लेंगे तो लगभग पंद्रह बीस लाख रुग्णोंपर अधतन उपचार पदधति की आवश्यकता है ऐसा निष्कर्ष हो सकता है। लेकिन आज जरूरत की तुलना में केवल दस प्रतिशत ही काम हो रहा है।

हृदयरोगोपचार के लिए तीन प्रकार के अस्पतालों का विबाजन कर दिया जाए तो पहला प्रकार केवल हृदयविकार का दौरा (हार्टअॅटॅक) या (हार्ट फेल्युअर) हृदय बंद पडनेपर औषधोपचार पद्धति से उपाययोजना करनेवाले अस्पताल होंगे । दूसरा प्रकार केवल हृदयशस्त्रक्रिया करने वाले रुग्णालय है। और तीसरा प्रकार उनसे अलग है। वहाँ सर्वप्रकारकी अद्यतन उपचारपद्धति से सुसजित चिकित्सालय है।

पहले दो प्रकारों के अस्पताल खासकर वैयक्तिक और निजी स्वरूप के है। वास्तव में ऐसे छोटे केंद्रों की तो बडी माँग है। उससे रुग्णपर वैयक्तिक ध्यान दिया जाता है। ऐसे केंद्र चलाने का खर्च भी कम होने के कारण रुग्ण को भी उसकी सेवा का खर्च कम होता है।

वास्तवमें ऐसे अस्पतालों को प्रधानता देना ठीक होगा जहाँ सर्व प्रकार की उपचार सेवा परिपूर्ण होती है और सामान्य लोगों को उचित जान पडो ऐसे अस्पताल को सामान्य लोग निश्चित पसंद करें।

आजकल भारत में सर्व राज्यों में ये सेवाएँ केवल बडे शहरों में संगठित हुई है। जिला स्तर पर उन्हें उपलब्ध करा देना अत्यावश्यक है। राज्य सरकार की ओर से महाराष्ट्र में यह सेवा जिला स्तर पर शासकीय रुग्णालय में उपलब्ध कराने के प्रयत्न चल रहे है। गरीबी रेखा के नीचे के रुग्णों के लिए यह एक वरदान ही है। इस उपाययोजना के संबंध में कुछ गलतफहमियाँ हैं। जिन्हे दूर करना आवश्यक है।

अमरिका जैसे प्रगत देश में भारतीय डॉक्टर उच्च दर्जे के माने जाते हैं। सर्वोत्कृष्ट डॉक्टर केवल भारतीय ही है यह बात पूरे जगत ने मान लिया है। फिर भी अपने यहाँ हृदयरोगोपचार के बारे में इतनी धीमी गति से प्रगति क्यों हो रही है। यही प्रश्न उपस्थित रहता है। उसके लिए केवल ज्ञान कुशल हाथ और रातदिन परिश्रम करने की तैयारी होकर काम पूरा नहीं होता। उसके लिए आवश्यक है। अद्यतन यंत्रसामग्री नई दावाइयाँ और अनुसंधान की प्रवृत्ति।

भारत में हृदयरोगोपचार के लिए उपयोग में लायी गया नब्बे प्रतिशत सामग्री विदेश की रहती है। यह महँगी यंत्रसामग्री आयात करनी पडती है। वह निर्दोष रहे इसलिए ज्यादा खर्च करना पडता है।

जब ऐसी उच्च दर्जे की यंत्रसामग्री भारत में तैयार होगी तब हृदयरोगोपचार का खर्च बडी मात्रा में कम होगा। ज्यादा केंद्र सुलभता से सामने आयेंगी। सामान्य लोगों को शस्त्रक्रिया करने में हिचकिचाने की जरूरत नहीं रहेगी। ज्यादा से ज्यादा लोग अपनी सेहत का बीमा करा लेंगे अनेक बीमा कंपनियाँ कार्यरत होंगी, और इसी उपचारपद्धति का लोग स्वीकार करेंगे। इसी दिशा में आजकल कदम उठाये जा रहे हैं, यह बात बडी आशादायी है।

# १७. हृदयविकार: मति और भ्रांति

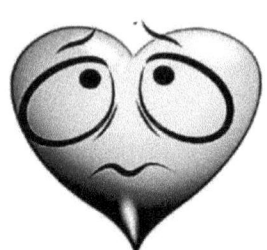

चित्र सौजन्य : मेरी , पिक्साबे

'हृदयशस्त्रक्रिया' यही शब्द सुनते ही किसी भी सामान्य मनुष्य का दिल धडकने लगता है। अनेक प्रकार की आशंकाएँ, बीमारी का डर, खर्च की फिक्र, मृत्यु की दहशत आदि अनेक बाते एक के बाद एक करके आँखों के सामने उभर आती है। सत्य परिस्थिती का सामना करने का विचार आकर तो रोंगटे खड़े हो जाते हैं और ऐसा लगता है कि कहीं दूर भाग जाए।

हर मरीज और उसके निकट के रिश्तेदार को इसप्रकार की हालात का अनुभव लेना पडता है। वास्तव में यह डर तो स्वाभाविक है और कुछ हदतक सच भी है लेकिन अनेकों की दृष्टि से इसका मूल कारण केवल अज्ञान ही रहता है।

हृदयरोगों की मात्रा दिन-ब-दिन बढती जा रही है। इसलिए हृदयशस्त्रक्रिया के क्षेत्र में दिखाई देनेवाली आजकल की सुधारित स्थिती, भिन्न - भिन्न हृदयरोगों का ज्ञान, उससे होनेवाला नफा नुकसान आदि के बारे में जानकारी लेना आजकर एक आवश्यक बात हो गयी है।

हृदयशस्त्रक्रिया तीन प्रकार के रुग्णोंपर की जाती है।

अ) जन्मतः प्राप्त हृदयदोषों पर करने की शस्त्रक्रिया ।

ब) संधिविद्ध की बीमारी के कारण खराब हुई हृदय की वाल्व की शस्त्रक्रिया ।

क) हृदय के स्नायुओं को रक्त पहुँचानेवाली रक्तवाहिकाओं में निर्माण हुए दोषों के निवारण के लिए की जानेवाली शस्त्रक्रिया ।

हृदय का स्पंदन चालू रहने की स्थिती में की हुई शस्त्रक्रिया को 'क्लोज्ड हार्ट ऑपरेशन' कहा जाता है और दूसरे प्रकार में 'ओपन हार्ट सर्जरी' होती है। ओपन हार्ट सर्जरी का मतलब क्या है? ओपन हार्ट सर्जरी याने हृदय का स्पंदन बंद करके हृदयपर की हुई शस्त्रक्रिया । हृदय की शस्त्रक्रिया करने के लिए उसे बंद रखना आवश्यक होता है। हृदय बंद रहे तो उसका कार्य एक उपकरण के जरिए होता है उसी उपकरण को हार्ट लंग मशीन कहा जाता है। पहले रुग्ण को अचेत करके उसके छाती के मध्यभाग में स्थित हड्डी काटकर शस्त्रक्रिया का मार्ग खुला किया जाता है। हृदय की प्रमुख शुद्ध और अशुद्ध रक्तवाहिकाएँ किसी प्लास्टिक नलिकाओं की सहायता से हार्टलंग मशीन को जोडी जाती है। हृदय में पोटॅशियम नामक क्षारमिश्रित द्रव्य डालकर हृदयस्पंदन बंद किया जाता है। फुप्फुस का कार्य भी बंद करके रुग्ण हार्ट लंग मशीन के सहारे जिंदा रहता है। बंद किए गये हृदयपर वाल्व बदलना या दुरुस्त करना, जन्मतः दोषों की मरम्मत अथवा हृदय की रक्तवाहिकाओं का अवरोध दूर करने की बायपास सर्जरी की जाती है।

शस्त्रक्रिया पूर्ण होने के बाद धीरे से हृदय के रक्त का संभरण कार के हृदय अपना कार्य शुरू करता है। धीरे धीरे हार्ट लंग मशीन का काम कम करके उसे बंद किया जाता है। अनंतरसारी नलिकाएँ निकालकर छाती तारों से कसकर बंद की जाती हैं । सच देखा जाए तो यह एक सामूहिक सर्जरी है। यहाँ सर्जन के साथ संज्ञाहरण का कार्य करनेवाले तंत्रज्ञ, हार्ट लंग मशीन के तज्ज्ञ (संजीवनशास्त्रज्ञ) शस्त्रक्रिया के समय मद्द करनेवाले अन्य सहकारी डॉक्टर, रुग्ण का रोगनिदान करनेवाले अन्य, बाद में निगरानी करनेवाले कार्डियालॉजिस्ट आदि सब लोगों का सहयोग मिलता है। सर्ज छोडकर अन्य सहकारी पर्दे के पीछे काम करनेवाले कलाकार होने से उनका हाथ बँटाना नहीं दिखाई देता। इस काम के लिए यह कहना उचित होगा की प्रामाणिक, दक्ष और अपने काम में समर्थ व्यक्तिओं की टीम होना अत्यावश्यक रहता है और इसी पर ही शस्त्रक्रिया का यश अवलंबित रहता है।

## जन्मतः हृदयरोग :

जन्म से ही हृदय के दोषों के चंगुल में फँसनेवाले जीव हम देखते हैं। ये दोष हृदय के गठन के समय ही निर्माण होते हैं। इसे रोग कहना उचित नहीं है। रुग्ण की तकरार या पीडा इन दोषों की मात्रा पर अवलंबित रहती है। इन दोषों के दो प्रकार बताए जाते हैं । सीधे दोषों से पीडित

बालकों के होठ गुलाबी और नाखून फीके दिखायी देते हैं। दूसरे हृदय में जटिल दोष निर्माण हुए है ऐसे रुग्ण के होंठ और नाखून जन्म से ही नीले दिखायी देते हैं । इसी प्रकार के दोषों का परिणाम उनकी वय के अनुसार वृद्धि न होने में होता है। उन्हें बार- बार सर्दी खाँसी होती रहती है। साँस फूलना या दम घुटना आदि पीडाओं के वे शिकार बनते हैं। इन रुग्णों का निदान स्पष्ट करने के लिए कार्डियालॉजिस्ट कलर डॉप्लर रंगीन एकोकार्डियोग्राम की जाँच करते हैं । या जरूरत पडने पर (अँजिओग्राफी) याने रबर की छोटी नलिका पाँव की रक्तवाहिका द्वारा हृदय तक सरकवाकर हृदय का रक्तदाब देखकर और आवश्यक फोटो निकालकर जाँच करना की जाती है। निदान स्पष्ट होने के बाद जल्द से जल्द शस्त्रक्रिया करने की सलाह दी जाती है। हृदय के इस प्रकार दोषों के बारे में अगर समय पर शस्त्रक्रिया न करने से हृदय का अंतर्गत रक्तदाब बढकर शस्त्रक्रिया करने योग्य परिस्थिति भी नष्ट होती है और शस्त्रक्रिया से पूर्णतः सुधरनेवाला रुग्ण मृत्यु के द्वार पर आ टपकता है। इन बोलकों की शस्त्रक्रिया के लिए उनकी उम्र या वजन को प्रदानता देने के बदले हृदय के जन्मतः दोषों की मात्रा और उसके परिणाम को प्रधानता दी जाती है। हृदय में सीधे दोष निर्माण होने वाले बालकों की ठीक समय पर शस्त्रक्रिया की जाए तो वह पूर्णतः दोषमुक्त होकर अन्य लोगों के समान सामान्य जीवन का अनुभव ले सकता है। और भविष्य में हृदय की पीडा से मुक्ति मिलती है। इस प्रकार की शस्त्रक्रिया के खतरे जरा ज्यादा रहते हैं।

इस प्रकार की बालकों पर होनेवाली शस्त्रक्रिया किसी अच्छे बडे अस्पताल में और तज्ज्ञ सर्जन के हाथों होना जरूरी है। इनकी शस्त्रक्रिया भी कठिन होती है और बाद में अतिदक्षता लेना भी उतनी ही महत्वपूर्ण बात रहती है।

# १८. शल्यचिकित्सा के निर्धारित लाभ

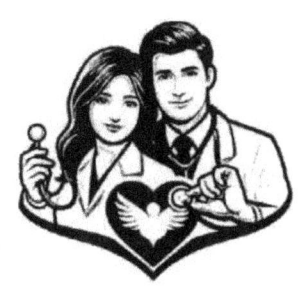

चित्र सौजन्य : आर. तनवीर, पिक्साबे

संधिविद्ध से पीडित हृदयरोगियों की मात्रा अपने देश में बहुत ज्यादा है। संधिवात के कारण पीडित रोगी की श्वसननलिका के मार्ग से जंतु शरीर में प्रवेश करते है। और कुछ दिनों बाद हृदय के वाल्व में पीडा शुरू होती है। यदि इस बीमारी का पता जल्द से जल्द नहीं लगा और उसपर पेनिसिलीन का उपाचर समय पर नहीं किया गया तो हृदय के वाल्व को सूजन आती है और थोडे दिनों में वाल्व बोझिल होती है, और बेकाम होने लगती है। अगर वाल्व की पपडियाँ एक दूसरे से चिपक जाए तो रक्तप्रवाह में अवरोध निर्माण होता है और मरीज को पीडा होने लगती है। कभी वाल्व की पपडियाँ एक दूसरे से मिलने में अयोग्य होने से वाल्व में से रक्त का टपकना शुरू होता है, और रक्तप्रवाह दो तरफा बनता है। ऐसी वाल्व दवाइयों से दुरूस्त नहीं होती। और आखिर में शस्त्रक्रिया का एक ही मार्ग शेष रहता है। शस्त्रक्रिया द्वारा चिपक गयी वाल्व खोली जा सकती है। या उसका टपकना बंद कर उसमें सुधार लाना संभव होता है। अगर वाल्व की स्थिति बहुत खतरनाक हो तो ऐसी निकम्मी वाल्व को बदलना ही पडता है।

वाल्व बदलने की शस्त्रक्रिया के लिए हृदय बंद करना अत्यावश्यक है। कृत्रिम वाल्व दो प्रकार की होती है। प्राणियों के हृदय से बनायी गई वाल्व को 'टिश्यू वाल्व' कहा जाता है। और धातुओं से बनवायी कृत्रिम वाल्व को 'मेकॅनिकल वाल्व' संबोधित किया जाता है। प्राणियों से बनायी वाल्व के लिए रक्त तरल रखने की गोलियाँ हमेशा लेने की जरूरत नहीं रहती लेकिन धातुओं

से बनी वाल्व लगाने से जीवनभर रक्त तरल रखने की गोलियाँ लेना आवश्यक हो जाता है। हर महीना रक्त की जाँच आवश्यक है। इस जाँच को 'प्रोथ्रोंबिन टाईम टेस्ट' कहा जाता है। आजकल वाल्व बदलने की शस्त्रक्रियाएँ आमबात हो गयी है।

कभी कभी एक ही मरीज की दो या तीन वाल्वों की भी शस्त्रक्रिया करनी पडती है। इस शस्त्रक्रिया के बाद इन वाल्वों में जंतुओं का संसर्ग न होने देना महत्वपूर्ण है। शस्त्रक्रिया के बाद अगर मरीज को सर्दी, जुकाम, बुखार हो तो विशेषज्ञ की राय से जंतुनाशक दवा लेना जरूरी होता है। महीने डेढ़ महीने में जाँच कर रक्त पतला रखने की गोलयों की मात्रा निश्चित रखना जरूरी होता है। इतना सब करने से मरीज सामान्य लोगों जैसा जीवन बिता सकता है। जिनके बाल्व की शस्त्रक्रिया हुई है ऐसे मरीजकी तीन महिनों के बाद सामान्य मनुष्य जैसा लैंगिक जीवन भी जी सकते है। कृत्रिम वाल्व के मरीजों को चाहिए कि साल में कम से कम एक बार वाल्व की कार्यक्षमता परखने के लिए वे विशेषज्ञ से मिले।

## बायपास सर्जरी :

यह तीसरे प्रकार की शस्त्रक्रिया आजकल बडी मात्रा में करा ली जाती है। स्निग्ध पदार्थों का सेवन, सिगरेट, तंबाकू , आदि का सेवन, स्थूलता, व्यायाम, कसरत का अभाव, रेलपेल का जीवन और अनुवंशिकता इन कारणों से हृदय को रक्त की आपूर्ति करनेवाली धमनियों में अंदर से चरबी जमा होकर रक्तप्रवाह को अटकाव करती है। इस प्रकार के प्रतिबंध से हृदय के स्नायुओं को आवश्यकता से कम रक्तपूर्ति होती है और रुग्ण के सीने में दुखना शुरू होता है। उसे 'अंजायना' कहा जाता है। यह रक्तपूर्ति किसी विशेष मर्यादा से कम होने से हृदय के स्नायु निकम्मे होते है और उसे हार्टअटॅक या 'मायोकार्डियल इन्फार्कशन' कहा जाता है। रक्त की आपूर्ति हद से कम होने से पहले ही बायपास सर्जरी की सहायता से रक्तपूर्ति में सुधार करके हृदय के स्नायुओं की रक्षा की जा सकती है।

जिन मरीजों को थोडा चलने पर सीने में दर्द होता है और दम फूलने जैसा लगता है ऐसे मरीजों के लिए 'स्ट्रेज टेस्ट' की जाँच की जाती है। एक चलित पट्टे पर कुछ विशिष्ट गति से दौडते समय निकाला कार्डिओग्राम अगर नार्मल नहीं हो तो ऐसे मरीज की अँजिओग्राफी की जाती है। इसमें हृदय के आस-पास रक्तवाहिकाओं में आया अटकाव दिखायी देता है। अगर यह अटकाव पचास प्रतिशत से ज्यादा हो तो मरीज की बायपास सर्जरी की जाती है। बायपास सर्जरी में मरीज के पाँव की अशुद्ध रक्तवाहिका और उसके साथ हृदय के सामने वाली पर्शका की हड्डी के पास

की शुद्धरक्तवाहिका का उपयोग कर अटकावग्रस्त रक्तवाहिका में रक्त की मात्रा बढाई जाती है। यह शस्त्रक्रिया करने के बाद लगभग नब्बे प्रतिशत मरीजों का अंजायना नष्ट होता है। उनकी कार्यक्षमता बढती है और पहले की पीडा की मात्रा काफी पैमाने पर कम होती है। शस्त्रक्रिया से रुग्ण रोगमुक्त नहीं होता लेकिन चरबी के कारण अटकाव निर्माण हुई रक्तवाहिका का दुष्परिणाम काबू में आता है। चरबी बढने न देने की सावधानी बरतना भी उतना ही महत्वपूर्ण है।

इस शस्त्रक्रिया के बाद बायपास के लिए उपयोग में लाई गई अशुद्ध रक्तवाहिकाओं का 'ग्राफ्ट' दस से बारह वर्षों तक कार्यरत रहता है। और शुद्ध रक्तवाहिकाओं का उपयोग करने से वे अठारह से बीस वर्षोंतक कार्यरत रहती है। आजकल बायपास सर्जरी में मृत्यु का खतरा दो प्रतिशत से भी कम हुआ है। हृदयरोग पर नई दवाइयाँ मिलने लगी है। यंत्रसामग्री में भी प्रचंड बदलाव हुआ है। संज्ञाहरणशास्त्र में भी प्रगति हुई है। रोग का सही निदान होने लगा है। जिसकी मद्द से शस्त्रक्रिया की योजना का ठीक तरह से कार्यन्वयन आसान हुआ है। साथ साथ हृदयशल्यचिकित्सकों का बढ़ता हुआ अनुभव और कौशल इन सभी बातों के कारण हृदयशस्त्रक्रिया सुरक्षित और सुलभ हुई है। इन कई सालों में भारतीय वाल्व और हार्टलंग मशीन के भाग नियमित रूप से मिलने लगे है। खर्च की दृष्टि से भी यह शस्त्रक्रिया किफायती हो गयी है और सामान्य लोगों के बस में आयी है।

# १९. हृदयशस्त्रक्रिया के लिए सही समय

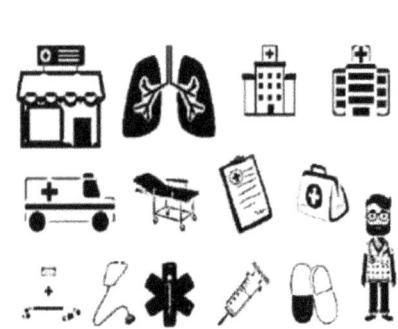

***चित्र सौजन्य : क्र. १३६८७३७४, पिक्साबे***

किसी भी रुग्ण का पहला प्रश्न रहता है कि क्या हृदयशस्त्रक्रिया टाली जा सकती है? अगर उसे नकारात्मक उत्तर देना पडे तो दूसरा प्रश्न उपस्थित होता है 'कितने दिनों तक यह स्थगित हो सकेगी?' कभी कभी ऐसे भी लोग मिलते है जो शस्त्रक्रिया जल्द ही करने का आग्रह रखते है। कभी - कभी डॉक्टर या अस्पताल से भी शस्त्रक्रिया करने के बारे में दबाव डाला जाता है।

हृदयशस्त्रक्रियाओं की जरूरते ध्यान में रखकर उनका तीन प्रकारों में विभाजन किया जा सकता है। लगभग नब्बे प्रतिशत शस्त्रक्रियाएँ 'इलेक्टिव्ह या पूर्वनियोजित होती है।' मतलब तारीख निश्चित कर की गयी शस्त्रक्रिया।

दूसरा प्रकार याने अर्जंट या सेमीअर्जंट । मतलब बडी शीघ्रता से की गयी शस्त्रक्रीया । साधारणतः आठ से दस प्रतिशत शस्त्रक्रियाएँ इस प्रकार की होती है। तीसरा प्रकार याने इमर्जन्सी या अत्यंत त्वरीत की जानेवाली शस्त्रक्रिया। ऐसी शस्त्रक्रयि लगभग दो प्रतिशत रुग्णों के लिए अनिवार्य हो जाती है। इलेक्टिव्ह या प्लॅन्ड सर्जरी की आवश्यकता निश्चित होने से दो या तीन महिनों में वह कर दी जाएँ। लेकिन यह कालमर्यादा रुग्ण की तकलीफ के अनुसार कम या ज्यादा हो सकती है। इस अवधी मे रुग्ण के लिए नियम से औषधोपचार लेना और अन्य परहेज का पालन करना आवश्यक है। उसके क्लेश बढ जानेपर शस्त्रक्रिया बिना विलंब करनी चाहिए।

जन्मजात हृदयदोषों के बारे में अगर फेफडे की रक्तवाहिकाओं में दबाव न बढे तो शस्त्रक्रिया की कालमर्यादा आगे बढ़ायी जा सकती है। लेकिन ऐसे रुग्णों को कुछ भी कष्ट न होने की स्थिति में ही याने कम खतरेवाली स्थिती में शस्त्रक्रिया कर लेना हितकर हो सकता है। वाल्व से पीडित रोगी की नाडी के स्पंदन ठीकठाक हो, हृदय के खानों में गुठलियों न हो और यकृत में सूजन न हो तो रुग्ण इस समूह में विभाजित होते है। हृदय के आसपास की रक्तवाहिकाओं के रोग के बारे में कहे तो 'क्रॉनिक स्टेबल अंजायना' से पीडित रुग्ण याने उन्हें औषधोपचार के बाद सीने में कुछ कष्ट न हो या कुछ गतिविधियाँ करने पर भी छाती में पीडा न होती हो या भोजन के बाद छाती में कुछ दर्द न हो तो ये रुग्ण इस समूह में है। हृदयशस्त्रक्रिया रुग्ण के जीवन में एक अति महत्वपूर्ण घटना होती है। रुग्ण रिश्तेदार और डॉक्टर

इनकी सुविधा के अनुसार शस्त्रक्रिया की तारीख निश्चित की जाती है। कुछ रुग्ण और डॉक्टर कुछ विशेष दिन या तारीख अथवा तिथि टालते हैं । उनकी यह मानसिकता ध्यान में रखनी पडती है। शस्त्रक्रिया के पहले अन्य बातों में रुग्ण का पूर्णतया तंदुरुस्त होना जरूरी है। नाक, कान, श्वसन नलिका या दोनों केविाकर हो तो उसपर उपाययोजना करना आवश्यक है। महिलाओं मे मासिक रजोधर्म के दिन टाले जाते है। यकृत, वृक्क और मस्तिष्क इन का कार्य जाँचना पडता है। उसके साथ मधुमेह और रक्तचाप योग्य नियंत्रण में रहना जरूरी है। रक्त तरल करने की कुछ गोलियाँ या ॲन्टिप्लेटलेट दवाइयाँ शस्त्रक्रिया के पहले आठ दस दिनों तक बंद की जाती है। जिससे शस्त्रक्रिया के समय रक्तस्राव कम मात्रा में हो। उसके साथ परिचित सुदृढ रक्तदाताओं का साथ होना जरूरी है। इसमें आर्थिक तालमेल के लिए अवधि मिल जाता है। रिश्तेदारों को बताने के लिए समय मिल जाता है। घर में और दफ्तर मे पर्यायी व्यवस्था की जा सकती है।

अर्जंट या सेमिअर्जंट समूह के हृदयरुग्ण अगर रोगनिदान होने के बाद दो या तीन दिनों में शस्त्रक्रिया करवाएँगे तो वह हितकारी होता है। शल्यचिकित्सक और अस्पताल पसंद करना और पैसों का और रक्त का प्रबंध करने में जो समय लगेगा वह कम से कम होना चाहिए। इस प्रकार में 'अनस्टेबल अंजायना' याने औषधोपचार करके भी सीने में यदि पीडा होती रहे या साँस फूलना जारी रहे तो समझ लेना चाहिए कि लेफ्ट मेन स्टेम डिसीज याने हृदय की प्रमुख रक्तवाहिका में रूकावट आयी है। तथा वाल्व के रोग के बारे में हृदय के खानों में रक्त की गुठलियाँ या ट्यूमर के टुकडे रहे, जन्मतः हृदयदोष बडी मात्रा में हो या रुग्ण बार बार काला नीला दिखायी दे, तो त्वरीत शस्त्रक्रिया करने की सलाह दी जाती है। इस प्रकार में हृदय का कोई

भी हिस्सा निकम्मा या कमजोर होने से पहले शस्त्रक्रिया करना आवश्यक होता है। हृदय के खानों में स्थित गुठलियों के टुकडे छूट कर मस्तिष्क में जाने से पक्षाघात का झटका आ सकता है। ये गुठलियाँ पाँव में जाने से पाँव ठंड और काला नीला पड सकता है। दुर्भाग्य से ये गुठलियाँ हृदय की रक्तवाहिका में अटक जाए तो हृदय बंद हो सकता है। संक्षेप में इन रुग्णों की शस्त्रक्रिया में टालमटोल करना बहुत महँगा पड सकता है।

तीसरे प्रकार में रुग्णों के बारे में समय न गवाँकर शस्त्रक्रिया करनी पडती है। अँजिओप्लास्टी करते समय हृदयविकार का दौरा पडने लगा या बलून द्वारा वाल्व खुला करते समय वाल्व गलने लगा या हृदय के आस पास रक्तस्त्राव होता होगा तो कुछ मिनटों में या कुछ घंटों मे शस्त्रक्रिया करना आवश्यक रहता है। इसके साथ किसी भी दुर्घटना में हृदय के आस पास रक्तस्त्राव या हृदय के स्नायु में चोट लगे तो तत्काल शस्त्रक्रिया करना पडता है।

हृदयशस्त्रक्रिया का उचित समय निर्धारित करना महत्वपूर्ण रहता है। पहले प्रकार के रुग्ण गडबडी में शस्त्रक्रिया करवा लें या तीसरे प्रकार के रुग्ण शस्त्रक्रिया के लिए विलंब करें तो दोनों ही हालत में खतरनाक परिणाम होता है। कुछ आशंका मन में हो तो रुग्ण या उनके रिश्तेदार अन्य शल्यचिकित्सकों की राय लेकर अपना समाधान कर सकते है। शस्त्रक्रिया बोझ समझकर या लाद कर नहीं की जाती। इसके बारे में संशय हो तो उसका निराकरण करवाना उचित है। कुछ भी हो, शस्त्रक्रिया का अंतिम निर्णय तो रुग्ण और उसके रिश्तेदार ही लेते है। सो उन्हें विवेकपूर्ण निर्णय लेना चाहिए।

# २०. हृदयशस्त्रक्रिया के खतरे

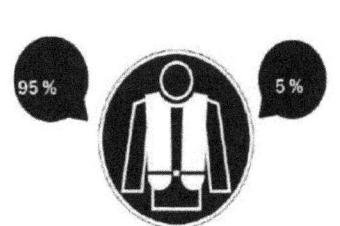

**चित्र सौजन्य : क्लकर फ्री वेक्टर ,पिक्साबे**

मानवी शरीर में 'हृदय' एकमात्र एकसंध और अति महत्वपूर्ण अवयव है। बाकी सभी महत्वपूर्ण अवयव दुगुने या दो भागों में है। मस्तिष्क के दो भाग है। एक बंद पडने पर मनुष्य दूसरे भाग पर जीवित रह सकता है। वृक्क (Kidney) दो है, यकृत के दो भाग होते है। आँखे, हाथ, पाँव दो-दो है, लेकिन हृदय चार खाने होकर भी वे एक दूसरे के बिना कार्य नहीं कर सकते। ऐसे अतिमहत्वपूर्ण अवयव पर शस्त्रक्रिया करना बडा कठिन खतरे से भरा और चुनौतीपूर्ण काम होता है। हृदयशस्त्रक्रिया की सफलता निम्नलिखित बातों पर अवलंबित होती है।

१) सही निदान, २) शस्त्रक्रिया के पहले की गई औषधोपचार योजना,

३) निष्णातशल्यचिकित्सक और संज्ञाहरणतज्ज्ञ (Anaesthesiologist), ४) उत्कृष्ठ यंत्रसामग्री, ५) रुग्ण की इच्छाशक्ती, आत्मविश्वास और हृदयदोष की मात्रा, उसकी सर्वसाधारण स्थिती।

इक्कीसवीं शती में हृदयशस्त्रक्रिया में किमान सफलता की मात्रा पंचानब्बे प्रतिशत निश्चित है। मतलब शस्त्रक्रिया के बाद सौ रुग्णों में से पंचानब्बे रुग्ण शस्त्रक्रिया के पूर्व की स्थिती से ज्यादा अच्छे होकर घर जाते हैं। लगभग तीन से चार रुग्ण शस्त्रक्रिया के समय या शस्त्रक्रिया के बाद अडतालीस घंटों में दुर्घटना के शिकार होते है। सौ में से एकाध रुग्ण शस्त्रक्रिया के पहले की

स्थिती से ज्यादा गंभीर होकर घर जाता है। यह गिनति भिन्न-भिन्न अस्पतालों में और अलग अलग तज्ज्ञों की दृष्टी से बदलती है। कौनसा रुग्ण यश के प्रकार में है या पाँच प्रतिशत यश के प्रकार में है, यह पहले से ही बतानाकठिन है।

किसी भी अवयव पर शस्त्रक्रिया करने के बाद उसमें सूजन होती है। यह सूजन कम होने तक और सामर्थ्य पुनः प्राप्त होने तक उस अवयव को विश्राम की आवश्यकता रहती है। उदाहर्णार्थ पेट की शस्त्रक्रिया होने के बाद कुछ दिनों तक मुख से कुछ भी खाने नहीं दिया जाता। हड्डी टूटने के बाद उसे प्लॅस्टर किया जाता है या किसी स्क्रू से हड्डी की हलचल बंद की जाती है। लेकिन हृदय के साथ ऐसा कुछ नहीं होता । हृदयशस्त्रक्रिया के बाद हृदय के स्नायुओं थोडी सूजन तो आती ही है तब भी उसे अपनी आकुंचनक्रिया से मुक्ति नहीं मिलती। हृदय का कार्य तो शुरू ही रहता है। शस्त्रक्रिया के बाद आयी हुई यह सूजन यदि ज्यादा मात्रा में हो तो हृदय औषधोपचार या कृत्रिम उपाय योजना को प्रतिसाद नहीं देता। और इसमें गिरावट आना शुरू हो जाता है। और इसी कारण मृत्यु का खतरा भी बना रहता है। यही इस शस्त्रक्रिया की सबसे बडी कमी है।

मस्तिष्क, वृक्क, यकृत इन महत्वपूर्ण अवयवों का कार्य हृदय के स्पंदन और कार्य पर अवलंबित रहता है। इसलिए शस्त्रक्रिया के पहले या शस्त्रक्रिया होते समय कृत्रिम रक्तप्रवाह के कारण कम या जादा होनेवाले रक्तदाब से इन महत्वपूर्ण अवयवों पर विशेष दुष्परिणाम हो सकते । बेहोश होना, लकवा मारना, अपस्मार या पेशाब न होने से किडनी फेल्युअर होना आदि मुसीबतें आ सकती है। ऐसी हालत में मस्तिष्क और मूत्राशय आदि की आवश्यक परख उन विषयों के तज्ज्ञों की निगरानी में करना महत्वपूर्ण बात होती है। शस्त्रक्रिया के समय कुछ रक्तदोष निर्माण हो सकते है। उदा. रक्त जम जाने की प्रक्रिया में दोष निर्माण होकर कभी-कभी रक्तस्त्राव हो सकता है। खासकर नीले रंग के बालक पर जन्मजात हृदयदोष दूर करने की शस्त्रक्रिया होते समय प्रचंड रक्तस्त्राव हो सकता है। ऐसी हालत में रुग्ण को ताजा रक्त और उसके भिन्न - भिन्न घटक जल्द ही देना पडता है। कभी शस्त्रक्रिया के बाद बढते रक्तदाब से कुछ सुक्ष्म रक्तवाहिकाओं का प्रसरण होकर या वे खुली होकर रक्तस्त्राव हो सकता है । ऐसे समय शस्त्रक्रिया किया हुआ भाग दुबारा खोलकर रक्तस्त्राव बंद करना पडता है । कभी - कभी हृदय में लगायी कृत्रिम वाल्व शस्त्रक्रिया के समय या बाद में अटकने का संभव रहता है जिससे हृदय का कार्य कम होता है। ऐस समय औषधोपचार या दुबारा शस्त्रक्रिया करके ही वही दोष ठीक करना पडता है।

बायपास सर्जरी के पहले या बाद में 'हार्ट अटैक' आने की संभावना रहती है। इससे हृदय की आकुंचन क्रिया कम होकर रुग्ण को जीवित रहना मुश्किल होता है। वयोवृद्ध रुग्ण में महारोहिणी में स्थित स्निग्ध पदार्थों के टुकडे मस्तिष्क में जाकर या पॉप में रक्त की गाँठ निर्माण होकर फेफडे की ओर बढती और उससे लकवा या पल्मोनरी एम्बॉलिजम' का खतरा पैदा होता है। कुछ रुग्णों में खास कर मधुमेह से पीडित हृदयरोगी में मधुमेह नियंत्रित रख कर भी शरीर की पेशियों में जख्म भरने की क्षमता कम होती है और खतरा उत्पन्न हो सकता है। उदा. छाती की हड्डी भरे बिना जख्म फैलना और खराबी आना, किडनी (वृक्क) में संसर्ग दोष होना, न्यूमोनिया होना आदि । कभी - कभी हृदय में लगाई गयी कृत्रिम वाल्व पर जंतुओं का प्रादुर्भाव होकर 'बॅक्टेरियल' या 'व्हायरल एंडोकार्डासिरिस' हो सकता है। उसमें भी रुग्ण के लिए संकटमय स्थिति आ सकती है।

हृदयशस्त्रक्रिया में खतरे की मात्रा कम करने के लिए कम रक्तस्राव होनेवाली कृत्रिम रक्तप्रवाह विरहित 'बीटिंग हार्ट सर्जरी' सेल सेव्हर के यंत्र का उपयोग कर छोटी सूराख द्वारा की हुई शस्त्रक्रिया अत्यंत महत्वपूर्ण सिद्ध हो सकती है।

शस्त्रक्रिया करते समय संभाव्य सभी खतरे रुग्ण के नजदीकी रिश्तेदारों को बताये जाते हैं

लेकिन रुग्ण की ढहती, घटी हुई मानसिक स्थिती का विचार कर केवल दो शब्दों में क्यो न हो धोके की कल्पना देना भी महत्वपूर्ण रहता है।

संक्षेप में शल्यचिकित्सा के दौर से गुजरने से पूर्व रुग्ण को ईश्वर या अपने आराध्य का नामस्मरण कर यह समझ लेना उचित होगा कि हवाई जहाज का टिकट मैंने काटा है अब आसमान की सैर..! और फिर जमीन पर आऊंगा ही। बस इस मनोबल की आवश्यकता है।

# २१. हृदय की कृत्रिम वाल्व: एक वरदान

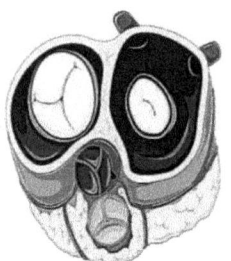

***चित्र सौजन्य : स्मार्ट सर्व्हिअर***

हृदय की दोषयुक्त वाल्व (कपाटिकाएँ) निकालकर नई कृत्रिम वाल्व (Valves) रोपण करने की शस्त्रक्रिया यह तो कुछ नई बात नहीं है। अमरिका में तो पच्चीस साल पहले हृदय में कृत्रिम वाल्व रोपण किए कुछ रुग्ण आज भी जीवित है। आजकल तो इसके बारे में तेज रफ्तार से प्रगती हुई है। इन दिनों दुनिया में सब से ज्यादा संधिवातजन्य वाल्व के रुग्ण अपने देश में है। इसलिए सभी कृत्रिम वॉल्व निर्माताओं का लक्ष्य भारत है।

अपना हृदय मोटर कार के फोर- स्ट्रोक इंजन जैसा होता है। उसके पिस्टन जैसे चार स्नायुओं के खाने रहते है। और एक ही दिशा से रक्तप्रवाह होने के लिए चार वाल्व होते है। वॉल्व खराब होने के अनेक कारण होते हैं । क्वचित जन्मजात वॉल्व का गलना या संकरा होना दिखायी देता है। वयस्क लोगों में कुछ वाल्व उम्र के अनुसार निकम्मी होनी है। लेकिन संधिवातजन्य रोग के कारण वाल्व खराब होने की मात्रा सर्वाधिक है। इसके जंतु बचपन में श्वासनलिका के मार्ग से या टॉन्सिल्स से रक्त में प्रवेश करते है। बाद में बुखार आता है। शक्तिहिनता महसूस होती है। संधियों की सूजन सताती है । उसपर पेनिसिलिन नामक जंतुनाशक औषधि का विपुलता से उपयोग करके संधिवात का निवारण होता है। लेकिन उम्र के तीस वर्षों तक पेनिसिलिन के इंजेक्शन हर इक्कीसवे दिन न लेने से इस रोग के जंतुओं का दुष्परिणाम शरीर की इन वाल्वोंपर होता है। इन वाल्वों को सूजन आना, उनकी पपडियाँ कठिन बन जाना एक दूसरे को चिपक जाना आदि के कारण वाल्व तंग होते है और गलने लगते हैं ।

हृदय की बाईं ओर की वाल्वपर उनका ज्यादा प्रादुर्भाव होता रहता है। यह संधि का रोग कम प्रतिकार शक्तिवाले गरीब और बुरी हालत में जीवन बितानेवाले लोगों में प्रमुखतः दिखायी देता है। इसलिए सभी सरकारी अस्पतालों में इस प्रकार के रुग्णों की वाल्व की शस्त्रक्रिया की मात्रा सब से ज्यादा दिखाई देता है। वाल्व खराब होने से उसके दुष्परिणाम शरीर पर होते हैं। फेफडों में रक्तचाप बढने लगता है। हृदय का हृदय की कृत्रिम वाल्व: एक वरदान हृदय की दोषयुक्त वाल्व (कपाटिकाएँ) निकालकर नई कृत्रिम वाल्व (Valves) रोपण करने की शस्त्रक्रिया यह तो कुछ नई बात नहीं है। अमरिका में तो पच्चीस साल पहले हृदय में कृत्रिम वाल्व रोपण किए कुछ रुग्ण आज भी जीवित है। आजकल तो इसके बारे में तेज रफ्तार से प्रगती हुई है। इन दिनों दुनिया में सब से ज्यादा संधिवातजन्य वाल्व के रुग्ण अपने देश में है। इसलिए सभी कृत्रिम वॉल्व निर्माताओं का लक्ष्य भारत है।

अपना हृदय मोटर कार के फोर-स्ट्रोक इंजन जैसा होता है। उसके पिस्टन जैसे चार स्नायुओं के खाने रहते है। और एक ही दिशा से रक्तप्रवाह होने के लिए चार वाल्व होते है। वॉल्व खराब होने के अनेक कारण होते है। क्वचित जन्मजात वॉल्व का गलना या संकरा होना दिखायी देता है। वयस्क लोगों में कुछ वाल्व उम्र के अनुसार निकम्मी होनी है। लेकिन संधिवातजन्य रोग के कारण वाल्व खराब होने की मात्रा सर्वाधिक है। इसके जंतु बचपन में श्वासनलिका के मार्ग से या टॉन्सिल्स से रक्त में प्रवेश करते है। बाद में बुखार आता है। शक्तिहिनता महसूस होती है। संधियों की सूजन सताती है। उसपर पेनिसिलिन नामक जंतुनाशक औषधि का विपुलता से उपयोग करके संधिवात का निवारण होता है। लेकिन उम्र के तीस वर्षों तक पेनिसिलिन के इंजेक्शन हर इक्कीसवे दिन न लेने से इस रोग के जंतुओं का दुष्परिणाम शरीर की इन वाल्वोंपर होता है। इन वाल्वों को सूजन आना, उनकी पपडियाँ कठिन बन जाना एक दूसरे को चिपक जाना आदि के कारण वाल्व तंग होते हैं और गलने लगते हैं।

हृदय की बाईं ओर की वाल्वपर उनका ज्यादा प्रादुर्भाव होता रहता है। यह संधि का रोग कम प्रतिकार शक्तिवाले गरीब और बुरी हालत में जीवन बितानेवाले लोगों में प्रमुखतः दिखायी देता है। इसलिए सभी सरकारी अस्पतालों में इस प्रकार के रुग्णों की वाल्व की शस्त्रक्रिया की मात्रा सब से ज्यादा दिखाई देता है। वाल्व खराब होने से उसके दुष्परिणाम शरीरपर होते है। फेफडों में रक्तचाप बढने लगता है। हृदय का आकार बढ़ने लगता है। हृदय की आकुंचन प्रसरण क्रिया कम हो सकती है। रुग्ण के हृदय में धडधड होना, थोडा चलने पर साँस फूलना, अन्न का पचन न होना, वजन का घट जाना, यकृत की सूजन आदि लक्षण दिखाई देते हैं। औषधियों से ये

लक्षण कम होते हैं, लेकिन वाल्व पूर्ववत कभी भी नहीं होती। दवाइयाँ लेकर भी उनका असर न होने से प्राकृतिक रोगयुक्त वाल्व निकालकर कृत्रिम वाल्व बिठाना यही एकमेव पर्याय रहता है। यह पर्याय रुग्ण आसानी से नहीं स्वीकारता। लेकिन अनेक रुग्णों को यह पर्याय जीवनदान देनेवाला होता है, लेनेवाला नहीं।

कृत्रिम वाल्व ज्यादातर दो प्रकार के होते है। एक प्राणियों से बनाए वाल्व और दूसरा प्रकार धातुओं के वाल्व। प्राणियों के वाल्व या तो गाय या सूअर के हृदय से बनाये जाते हैं। धार्मिक दृष्टिकोन से विचार किया जाए तो हिंदू या मुसलमान रुग्ण उसे सहजता से नहीं स्वीकार करते। इसके साथ ये वाल्व लगभग सात से दस वर्षों तक कार्यरत रहती है। तदनंतर वे निकम्मे होती है। लेकिन सबसे आकर्षक बात यही होगी कि इन वाल्वों का रोपण किए हुए रुग्णों को रक्त तरल करने की गोलियाँ लेने की जरूरत नहीं होती या बारबार रक्त की जाँच भी करने की आवश्यकता नहीं रहती। ये वाल्व खासकर वयोवृद्ध रुग्णों में या गर्भधारणा हुई महिलाओं में उपयोगी होती है। प्राणियों से ली वाल्व धातु की वाल्व की तुलना में महँगी होती है। और पाँच प्रतिशत रुग्णों में उनका रोपण होता है।

धातुओं के वाल्व आजकल बहुत प्रचलित है। ये वाल्व तीन प्रकार के होते है। उनमें सब से ज्यादा लोकप्रिय है। दो चकती के वाल्व। उसके बाद एक चकती के वाल्व और तिसरा प्रकार है 'वॉल ॲन्ड केज'। इसका उत्पाद करनेवाली अनेक कंपनियाँ है। भारत में केवल एक चकती की वाल्व बनायी जाती है। अन्य सभी प्रकार की वाल्व विदेश से आयात करनी पडती है। सबसे ज्यादा उत्पाद करनेवाली कंपनियाँ अमरिका में है। ये वाल्व अंदाजन पच्चीस हजार से साठ हजार रुपयों तक की होती है। अमरिका की सद्य परिस्थिति ध्यान में रखकर कीमत बढ़ने की संभावना है। इन वाल्वों के लिए उपयोग में लाया गया धातु हिरे के समान सख्त मजबूत रहता है। 'पायरोलाईट कार्बन' या 'डेल्ड्रीन' जैसी धातुएँ इसके लिए उपयोग में लाई जाती है।

इन वाल्वों की आयुर्मयादा उचित निगरानी लेने पर बाईस से पच्चीस वर्षों तक रहती है। याने हर मिनट में लगभग छिहत्तर बार इसहिसाब से पच्चीस वर्षों तक बार बार खुलने और बंद होनेवाली ये वाल्व। प्रत्येक वाल्व कम से कम पच्चीस वर्ष कार्यरत रहे इसकी जाँच कारखाने की प्रयोगशाला में की जाती है। ये वाल्व भिन्न भिन्न आकार की होती है। उसका परिणाम हृदयशल्यक्रिया के समय बंद हृदय से दूषित वाल्व निकालने के बाद निश्चित होता है। इस वॉल्व की मद्द से रक्तप्रवाह एक तरफ या एक मार्ग से होता है। रक्त विरूद्ध दिशा से पहले खाने में नहीं जाता। परिणामतः हृदय का और फेफडों का रक्तचाप कम होता है। और रुग्ण सशक्त होता है।

धातुओं की वाल्व बिठाये गये रुग्ण को शस्त्रक्रिया के बाद बहुत ही सावधानी रखनी पडती है। रक्त कुछ हद तक पतला रखना पडता है। रक्त पतला रखने की मात्रा 'प्रोथ्रोंबिन टाईम' इस रक्त की जाँच से मालूम होती है। इस प्रकार की जाँच हर महीना या डेढ महिने में इस तरह जीवन भर करनी पडती है। हृदय में बिठाई गई कृत्रिम वाल्व के प्रकार के अनुसार रक्त कितना पतला रखना यह बात निश्चित की जाती है। उसके लिए रक्त की जाँच होने के बाद तज्ज्ञों की सलाह के अनुसार पतला रक्त रखने की गोलीयाँ लेनी पडती है। ये भी जीवनभर लेनी पडती है। अचानक उन्हें बंद करने से या योग्य मात्रा में गोलियाँ न लेने से कृत्रिम वाल्व निक्रिय हो सकती है और हृदय अचानक बंद पड सकता है। कुछ रुग्णों में रक्त की सूक्ष्म गुठलियाँ बनकर ये मस्तिष्क तक जा सकती है। जिससे बेहोशी या लकवे की बीमारी हो सकती है। गोलियों की मात्रा ज्यादा हुई तो रक्त आवश्यकता से ज्यादा पतला बनकर मसूडों से या नलिकाद्वारा रक्तस्त्राव, मूत्रमार्ग से रक्तस्त्राव या मस्तिष्क में रक्तस्त्राव हो सकता है । स्त्रियों में श्वेतपदर जैसी बाधा या सरदर्द के लक्षण दिखाई देते है। ऊपर लिखी हुई लक्षण हो तो तुरंत प्रोथ्रोंबिन टाईम की जाँच करके विशेषज्ञों की सलाह ले ।

कृत्रिम वाल्व रोपण किए रुग्ण को अगर ठंड, बुखार, खाँसी हो तो तुरंत जंतुनाशक दवा लेना आवश्यक है। उसके लिए घरेलु उपाय न करें। नहिं तो इन जंतुओं का प्रादुर्भाव कृत्रिम वाल्व पर होकर जान जाने का खतरा मोल लेना पडेगा । हर छह महीने - वर्ष में कृत्रिम वाल्व की कार्यक्षमता देखने के लिए 'कलर डॉप्लर', 'एकोकार्डिओग्राफी' की जाँच की जाए । कृत्रिम वाल्व ये तांत्रिक वाल्व है। यह बात ध्यान में रखे । ये प्राकृतिक वाल्व जैसी कार्यक्षम हो ही नहीं सकती । लेकिन जीवनसीमा निश्चित बढाती है। कृत्रिम वाल्वरोपण की गई महिलाएँ गर्भधारणा कर सकती है। केवल गर्भावस्था में तज्ज्ञ की निगराणी में रहे । कृत्रिम वाल्व के हृदय रोगी

सामान्य लोगों के समान लैंगिक संबंध भी रख सकते है। मोटर कार की सर्विसिंग जैसी वाल्व के रुग्णों की भी जाँच कराना और विशेषज्ञों की देखभाल की आवश्यकता है यह बात महत्वपूर्ण है। ऐसा करने से ही रुग्ण को ज्यादा आयु प्राप्त होगी इस दृष्टि से कृत्रिम वाल्व एक वरदान सिद्ध हो सकता है।

# २२. अँजियोप्लास्टी या बायपास सर्जरी एक प्रज्वलित प्रश्न

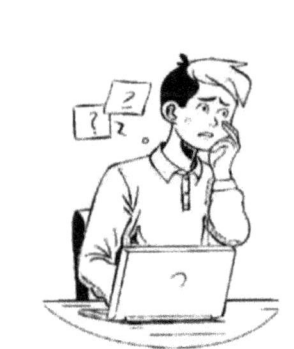

*चित्र सौजन्य : विल्कास , पिक्साबे*

हृदय के आस पास की रक्तवाहिनियों में स्निग्ध पदार्थों के कारण कुछ अटकाव निर्माण हो तो छाती में दर्द होने लगता है। हार्ट अटॅक आ सकता है। जीवन खतरे में पड सकता है। इस पर प्रमुख दो प्रकार की उपचार पद्धतियाँ है। दोनों ही प्रकार वैज्ञानिक दृष्टि से परखे हुए है। वे है 'अँजियोप्लास्टी' और 'बायपास सर्जरी' ।

अँजियोप्लास्टी में रक्तवाहिकाओ में होनेवाला अटकाव अंदर से खुला कर दिया जाता है और बायपास सर्जरी में रक्तवाहिकाओं का जोडकाम बाहर से किया जाता है । दोनों ही उपचारपद्धतियों में हृदय के स्नायु की रक्त की आपूर्ति बढाना यही एकमेव उद्दिष्ट रहता है। ऐसा है तो प्रश्न उपस्थित होता है, किस उपचारपद्धति का स्वीकार करें? हर एक के पद्धति का नफा नुकसान क्या है?

अँजियोग्राफी की जाँच, अँजियोप्लास्टी यह उपचारपद्धति हृदयविकारतज्ज्ञ बनाम कार्डिओलॉजिस्ट करते है। हार्ट सर्जन यह काम नहीं करते। अँजियोग्राफी और अँजियोप्लास्टी की जाँच या उसकी उपचार पद्धति ऑपरेशन थिएटर में नहीं किंतु 'कॅथलॅब' में कॅमेरा और क्ष किरणों के बडे यंत्र से यह काम चलता है। यह जाँच या उपचार करते समय पूर्णतः होश में होता

है। वह टि.व्ही. जैसे पर्दे पर खुद की रक्तवाहिकाएँ देख सकता है। इस पद्धति में जाँघ की त्वचा को संज्ञारहित बनाकर वहाँ की शुद्ध रक्तवाहिका द्वारा एक छोटी रबड की नली हृदय के प्रमुख रक्तवाहिकाओं में सरकाई जाती है। अनंतर क्ष किरणों में दिखाई देनेवाली एक प्रकार की दवा नलीद्वारा डालकर रक्तवाहिकाओं में उत्पन्न अटकाव देखे जाते है । यहाँ तक की जाँच के अँजियोग्राफी कहा जाता है। इस प्रकार की छानबीन के लिए दस से बारह मिनट लगते है। और इस तलाश में खतरा की खोज है। इसके द्वारा हृदय के आस पास की रक्तवाहिकाओं की स्थिती तुरंत समझी जाती है। रक्तवाहिकाओं का आकार और उसकी रचना दिखाई जाती है। हृदय के कोष्ठों में रक्तचाप की मात्रा स्नायुओं की आकुंचन क्रिया का पता लगता है। रक्तवाहिकाओं में अवरोध होने की बात सिद्ध होने के बाद एक प्रज्वलित प्रश्न उपस्थित होता है की 'स्टेंट' का उपयोग करके रुग्ण की अँजियोप्लास्टी की जाए या बायपास की शल्यक्रिया की जाए? दोनों ही उपचारपद्धतियों का विज्ञान बहुत प्रगत हुआ है और हो रहा है। आजकल भिन्न भिन्न प्रकार के नए 'स्टेंट्स' रोटा ब्लेटर और रीहोप्रो जैसी दवाइयों के कारण अँजियोप्लास्टी में प्रगति हुई है और बायपास की शल्यक्रिया में बीटिंग हार्ट सर्जरी में नया दौर आने से उनमें खतरें कम होकर हृदयशल्यक्रिया में एक प्रकार की सहजता निर्माण हुई है।

अँजियोप्लास्टी उपचार पद्धति के बारे में पहले देखेंगे। इस उपचार पद्धति में अँजियोप्लास्टी के समान एक रबड की छोटी नली हृदय तक पहुंचा कर उसमें से एक मुलायम लचीली गाइड वायर रक्तवाहिकाओं में उत्पन्न रुकावटों में से आगे खिसकायी जाती है। उसके बाद एक रबड का गुब्बारा इस 'गाइड वायर' अटकाव तक पहुँचाया जाता है। अटकाव के पास गुब्बारा लाने के बाद उसे फैला दिया जाता है । कुछ निश्चित सेकंद तक यह गुब्बारा फैलने के बाद वहाँ की रुकावट निर्माण करनेवाला स्निग्ध पदार्थ गुब्बारे के कारण दूर में ढकेल दिया जाता है इससे रक्तप्रवाह का मार्ग खुला होता है। मार्ग कितना खुला हुआ है यह पर्दे पर देख लिया जाता है। अनंतर गुब्बारा जहाँ फैलाया था उसी स्थान की रक्तवाहिनी दुबारा संकरी न हो इस उद्देश से एक प्रकार की स्प्रिंग याने 'स्टेंट' का उपयोग किया जाता है। बॉलपेन के रिफिल के पासवाली स्प्रिंग जैसे ये स्टेंटस होते है। ये स्टेंटस रबड की नली की सहायता से गुब्बारा फैले हुई रक्तवाहिनीयों में बिठायी जाती है।

स्टेंटस अनेक प्रकार के होते है। भिन्न भिन्न लंबाई के होते है? अढाई, तीन, साडेतीन और चार मिलिमीटर की चौडाई के होते । अनेक विदेशी कंपनियाँ 'स्टेंटस' का उत्पादन करती । भारत में

भी उसकी निर्मिती होती है। उनकी किमते भी अलग अलग रहती । बीस हजार रुपयों से साठ पैंसठ हजार रुपयोंतक एक स्टेंट की कीमत होती है.

स्टेंट का प्रकार, उसकी लंबाई, चौडाई आदि बातें कार्डियालॉजिस्ट के अनुभवों, कौशल्यों और ज्ञान पर अवलंबित है। कभी कभी स्निग्ध पदार्थों की रुकावट कठिन हो सकती है या लंबीचौडी भी हो सकती है। ऐसे समय 'रोटा ब्लेटर' नामक एक प्रकार के ड्रिलिंग मशीन जैसे यंत्र का उपयोग किया जाता है। इस रोटा ब्लेटर से कठिन और कडक अटकावों के सूक्ष्म टुकडे करके रक्तवाहिका खोल दी जाती है । वहाँ दुबारा स्टेंट बिठाया जाता है। यह काम ज्यादा चुनौती भरा रहता है। रक्त तरल रखने की और रुकावट दुबारा न होने की कुछ खास दवाइयाँ रक्तवाहिका में डाली जाती हैं । ये दवाइयाँ महँगी होती है लेकिन बहुत गुणकारी भी रहती हैं ।

जब रक्तवाहिकाओं की रुकावट बहुत लंबी और एक ही स्थानपर सीमित रहती है, अटकाव लचीला रहता है, कठिन नहीं है और रक्तवाहिनी अच्छी चौडाई की होती है, परिस्थिती में स्टेंट का उपयोग करके अँजियोप्लास्टी भी अत्यंत यशस्वी और लाभदायी होती है। कभी कभी रक्तवाहिकाओं के ये अटकाव तीनों रक्तवाहिकाओं में भी हो सकता है। अगर सभी रक्तवाहिकाएँ अच्छे आकार की हो और हृदय की आकुंचन किया भी समाधानकारक हो तो तीनों रक्तवाहिकाओं में 'स्टेंट' डालकर भी अँजियोप्लास्टी कर दी जाती है। इसे 'मल्टिव्हेसल अँजियोप्लास्टी' कहा जाता है। कभी कभी केवळ महत्वपूर्ण और ज्यादा रुकावटोंवाली रक्तवाहिका पर भी यह अँजियोप्लास्टी की जाती है। जिसे क्रिटिकल लिजन अँजियोप्लास्टी संबोधित किया जाता है। हृदय में दो से ज्यादा स्टेंटस का उपयोग करना कभी कभी शल्यक्रिया से भी ज्यादा खर्चिला हो सकता है । ऐसे समय प्राकृतिक शुद्ध रक्तवाहिकाओं का उपयोग करके बीटिंग हार्ट सर्जरी की पद्धति के अनुसार बायपास शल्यक्रिया करना शायद ज्यादा हितकारक हो सकता है। तथापि अनेक प्रतिबंधों का मरीज बेहोशी या शल्यक्रिया के लिए अनुचित होने पर अर्थात शल्यक्रिया में ज्यादा खतरा हो तो जियोप्लास्टी और स्टेंट का उपाय उत्कृष्ट होगा ।

अँजियोप्लास्टी यह उपचारपद्धति करते समय क्वचित आकस्मिक हृदयशल्यक्रिया करने की जरूरत हो सकती है इसलिए अँजियोप्लास्टी के समय हार्ट सर्जन और शस्त्रक्रियागृह की उपलब्धि सुनिश्चित करना आवश्यक होता है ।

ये कृत्रिम स्टेंटस निकम्मी होने का या बंद पडने की मात्रा कम अधिक हो सकती है। यह मात्रा अनेक बातोंपर अवलंबित रहती है। कौनसी रक्तवाहिका में स्टेंट डाला है यह बात महत्वपूर्ण

रहती है। रक्तवाहिनी की रचना, अटकावों की मात्रा, स्टेंट की चौडाई, लंबाई और प्रकारों पर स्टेंट का आयुर्मान अवलंबित रहता है। स्टेंट बिठाने के बाद पहले तीन घंटों से तीन महीनों तक स्टेंट बंद पडने का खतरा भी संभवनीय रहता है। छः महीनों के बाद यह खतरा बहुत कम हो जाता है। अँजियोप्लास्टी और स्टेंट के बाद रक्त तरल रखने की, पेशियों का स्तर न जमने की और रक्त में स्थित स्निग्ध पदार्थ कम करने की दवाइयाँ लेनी पडती हैं ।

दोनों उपचारपद्धतियों में संभाव्य खतरा दिन ब-दिन तेजी से कम होता जा रहा है। जियोप्लास्टी यह बायपास शस्त्रक्रिया का एकमात्र पर्यायी उपाय है ऐसा विधान करना गलत हो सकता है। या इसके विपरीत सभी रुग्णों पर बायपास शस्त्रक्रिया ही आवश्यक है ऐसा कहना भी अयोग्य है। दोनों उपचारपद्धतियों के अपने अपने नफा नुकसान होते है। रुग्ण की हित की दृष्टी से विचार करके और व्यावसायिक दृष्टिकोन दूर रखकर उपचारपद्धतियों को योग्य रीतिसे चुना ही सब से महत्वपूर्ण बात है। उसके लिए दोनों उपचारपद्धतियों के तज्ज्ञ अपनी सदसदविवेक बुद्धि जाग्रत रखकर दोनों उपचारपद्धतियों की त्रुटियाँ, नफा नुकसान, रिश्तेदारों के सामने रखकर निर्णय लिया जाए । आजकल विदेश में और भारत में कुछ केंद्रों में महत्वपूर्ण रक्तवाहिनी पर केवल ॲंजियोप्लास्टी कर के हृदय के रक्त की आपूर्ति कुछ हदतक बढाकर बाद में रुग्ण बायपास शस्त्रक्रिया के लिए भेज दिया जाता है। इससे दोनों उपचारपद्धतियों के खतरे कम होंगे, ऐसा अंदाज किया जाता है. इसे 'हायब्रीड थेरपी' कहा जाता है। यह एक समझदारी रखकर लिया गया मध्यमार्ग है ऐसा कहना उचित होगा।

भारतीयों के हृदय के आसपास की रक्तवाहिकाओं का औसतन आकार छोटा होने की बात ध्यान में लेकर शुद्ध रक्तवाहिका का जोड काम करके की हुई बायपास शस्त्रक्रिया अँजियोप्लास्टी की तुलना में ज्यादा लाभदायी, दूरगामी और खर्च की होगी ऐसा सोच के अनुसंधान शुरू है। उपचारपद्धती किसी भी प्रकार की हो, वह रुग्ण की दृष्टि से कम कष्टदायी, कम खर्च की और चिरकाल लाभदायी हो, इस दृष्टि से विज्ञान की सफर शुरू है।

एक अत्यंत महत्वपूर्ण सूचना का पालन करना रुग्ण के लिए जरूरी है। किसी भी उपचारपद्धति द्वारा मिलनेवाला लाभ रुग्ण की अनुशासनबद्ध परहेजयुक्त जीवनशैली पर अवलंबित होता है।

अँजियोप्लास्टी हुई या बायपास सर्जरी हुई, अब मैं किसी भी प्रकार से जीने के लिए मुक्त हुआ हूँ ऐसा समझदार बर्ताव करना उचित नहीं है।

निश्चित नियमित की हुई कसरत, जीभ को काबू में रखना, बदलती व्यसनमुक्त जीवनपद्धति, क्रोध पर नियंत्रण, काबू में रखा हुआ रक्तचाप, मधुमेह और स्निग्ध पदार्थों की मात्रा और नियमित जाँच इन सब में दीर्घायुष्य का सच्चा राज छिपा हुआ है।

# २३. बायपास सर्जरी - परिवर्तित होते रूप

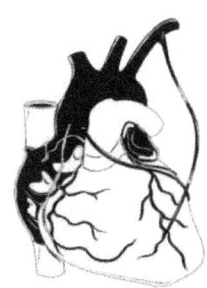

चित्र सौजन्य : स्मार्ट सर्व्हिअर

'बायपास सर्जरी' इन शब्दों की पहचान तो अब नई बात नहीं रही। 'हार्ट अटैक' और 'बायपास सर्जरी' का समीकरण तो शालेय विद्यार्थियों को भी मालूम है। मध्यवयीन व्यक्तियों के जीवन में अचानक आनेवाली यह एक महँगी बात याने खतरनाक हृदयशल्यक्रिया । लेकिन इससे ज्यादा इस के बारे में आवश्यक सजगता बहुत कम लोगों में रहती है। किसी भी प्रकार की बायपास सर्जरी में तीन महत्वपूर्ण जानकारी के विषय होते है।

अ) किन रक्तवाहिनियों का उपयोग किया? (शुद्ध या अशुद्ध)

ब) शस्त्रक्रिया की पद्धती कौनसी थी? (हृदय बंद करके या हृदयस्पंदन चल रहा है तब भी)

क) शस्त्रक्रिया करने का मार्ग कौन सा था? (हृदय के आगे से, पीछे से या दूरबीन की सहायता से)

## अ) बायपास सर्जरी के लिए रक्तवाहिनियाँ:

रुग्ण की कितनी रक्तवाहिनियों पर जोड काम करना है यह बात रुग्ण की ॲंजियोप्लास्टी नामक जाँच के द्वारा पहले ही मालूम होता है। रक्तप्रवाह बढाने की दृष्टि से आवश्यक नई रक्तवाहिनियाँ दो प्रकार की होती है। शुद्ध और अशुद्ध ।पाँव की अशुद्ध रक्तवाहिनी का उपयोग कर की हुई पारंपारिक बायपास सर्जरी पहले अधिक प्रचलित थी। यही अशुद्ध रक्तवाहिनी पाँव से निकलने

के बाद पाँव में कुछ भी अधूरापन नहीं रहता। इस रक्तवाहिनी का एक सिरा तो महारोहिणी की ओर तो दूसरा सिरा हृदय के इर्द गीर्द की रक्तवाहिनियों के अटकाव के परले तरफ जोडा जाता है। ये अशुद्ध रक्तवाहिनियाँ आठ से दस वर्षों तक काम देती है। और बाद में बंद हो जाती है। मतलब इस पद्धति से की हुई बायपास की शस्त्रक्रिया का फायदा रुग्ण को लगभग दस साल तक मिलता है। शुद्ध रक्तवाहिनी का उपयोग करके बायपास सर्जरी करने का समय बाद में आया। इसमें हृदय के सामने हड्डी के पास की शुद्ध रक्तवाहिनी का उपयोग किया जाता। यह रक्तवाहिनी बाएँ हाथ की ओर जानेवाली रक्तवाहिनी की शाखा (Branch) है। वह अटकाव होने वाले हृदय के सामने के भाग पर स्थित प्रमुख रक्तवाहिनी को जोडी जाती है। यह शुद्ध रक्तवाहिनी मानों प्रकृति ने हृदयशल्यविशारद लोगों के लिए बनायी है। यह रक्तवाहिनी अठारह से बीस वर्षों तक कार्यरत रहती है और इस को निकालने से रुग्ण को अन्य कुछ अपाय नहीं होता । और एक आश्चर्य की बात है कि यह शुद्ध रक्तवाहिनी (Limo) शरीर के स्निग्ध पदार्थों के कारण सहजता से बंद नहीं होती ।

## ब) बायपास सर्जरी की पद्धति :

हृदय के आसपास की इन रक्तवाहिनियों का नाजुक जोड काम करते समय रक्तस्त्राव न हो और साथ साथ हृदय की हलचल बंद हो इसलिए हृदय का कार्य बंद रखना अत्यंत जरूरी है । इसके लिए हृदय कुछ नलिकाओं की सहायता लेकर हार्ट लंग मशीन को जोडा जाता है। यह यंत्र हृदय और फेफडे का कार्य करता है। रुग्ण इसी यंत्र के कार्यपर जीवित रहता है। पोटॅशियम मिश्रित द्रव्य का उपयोग होने से हृदय तात्कालिक रूप में बंद किया जाता है और हृदयस्पंदन बंद होने की अवधि में रक्तवाहिनियों का जोड काम किया जाता है। यह करते समय शुद्ध या अशुद्ध रक्तवाहिनियाँ उपयोगी होती है।

इससे भिन्न एक नयी पद्धति आजकल प्रगत हुई है। वह है हृदयस्पंदन शुरू रहने पर की हुई बायपास सर्जरी वह 'मिकाज मिनिमली इन्हेजिव्ह करोनरी आर्टरी सर्जरी' इस नाम से पहचानी जाती है। हृदयस्पंदन बंद न कर हृदय का जोडकाम करने का भाग एक यंत्र द्वारा स्थिर किया जाता है। साथ साथ शस्त्रक्रिया करते समय रक्तस्त्राव कम होने के लिए कुछ क्लिप जैसा साधन या खास पद्धति के टाँके या 'शंटस' (Shunts) का उपयोग किया जाता है। इस प्रकार की शस्त्रक्रिया से मरीज को कृत्रिम हार्ट लंग मशीन की सहायता नही लेनी पडती। रक्तस्त्राव कम होता है, मरीज सुधर जाता है। खासकर मधुमेह, स्थूलता, वृक्क (Kidney) का रोग या आकुंचन

क्रिया कम रहनेवाले रुग्ण को इस शस्त्रक्रिया का ज्यादा फायदा मिलता है। इस पद्धति में भी सभी शुद्ध रक्तवाहिनियों का उपयोग करके बायपास सर्जरी की जाती है।यह पद्धति हृदयशल्यचिकित्सकों की दृष्टि से ज्यादा झंझटभरी और उकतानेवाली, थोडी पेचिदा कही जाती है लेकिन आजकल ज्यादा प्रचलित हो रही है।

एक बात इसमें महत्वपूर्ण है कि इस समय हार्ट लंग मशीन तैयार रखना अत्यंत आवश्यक है। जोडकाम कठिन हुआ या हृदय की आकुंचन क्रिया कम होने लगी या रक्तचाप कम होता रहे तो हृदय बंद करके हमेशा की पद्धति का अवलंब करना पडता है।

## क) किस मार्ग से?

आजकल अपने देश में ज्यादातर बायपास सर्जरी हृदय के सामने के मध्यभाग की हड्डी काटकर की जाती है। इस मार्ग से सभी रक्तवाहिनियाँ सहजता से हाथ में ली जाती है। इसके लिए ज्यादा काटना पडता है। शस्त्रक्रिया के बाद तार की सहायता से हड्डी फिर जोडी जाती है। हड्डी जुडने के लिए कम से कम तीन महिनों की अवधि आवश्यक है। या जख्म फैलकर खराब होने का डर रहता है। इन सब कठिनाइयों को ध्यान में रखकर अभी छोटे भाग से बायपास सर्जरी करना प्रायोगिक स्वरूप में विदेश में शुरू हुई है। बायपास के लिए आवश्यक शुद्ध या अशुद्ध रक्तवाहिनियाँ भी दूरबीन की सहायता से निकाली जाती है। हृदय की सामनेवाली हड्डी न काटकर छाती के मार्ग से या पेट के मार्ग से अटकाव हुई रक्तवाहिनी का जोडकाम किया जा सकता है। एक कदम आगे जाकर विदेश में यंत्रमानव का उपयोग करके भी रक्तवाहिनियों का जोडकाम करने के प्रयोग यशस्वी रीति से किये है। इसके लिए छाती केवल एक दो इंच काटनी पडती है। रुग्ण को हृदयशस्त्रक्रिया रक्तस्त्राव कम हो, और रुग्ण जल्द से जल्द ठीक होकर काम पर जाने लगे इस उद्देश से इस छोटे मार्ग से की हुई बायपास सर्जरी जल्द ही प्रस्थापित होने की आशा है।

# २४. बीटिंग हार्ट सर्जरी का नया दौर

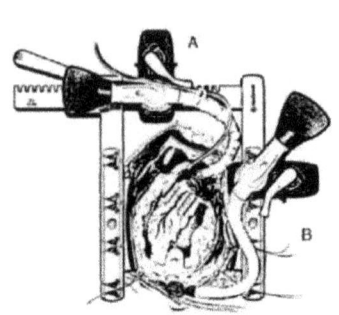

*चित्र सौजन्य : मेडट्रॉनिक्स ऑक्टोपस*

बीटिंग हार्ट सर्जरी याने स्पंदन जारी रहकर भी की हुई हृदयशस्त्रक्रिया। अपने देश में आठ दस साल पहले लगभग सारी बायपास क्रियाएँ हृदय का स्पंदन करके ही की जाती थी। उसके लिए कृत्रिम हृदय - फुफ्फुस यंत्र (हार्ट लंग मशीन) का उपयोग अपरिहार्य था। चालू हृदय बंद करके उसपर शस्त्रक्रिया करके फिर उसे पूर्ववत शुरू करना एक बहादुरी का निडरता का काम था। इस प्रकार का बिरला आनंद मिलता था। अनेक बार खुद एक सर्जन होने की वास्तवता भूलकर ब्रह्मदेव का अवतार होने की संभावना होने लगी थी। शस्त्रक्रिया के तांत्रिक विज्ञान में तेज रफ्तार से प्रगति होती रही और उतनी ही शीघ्रता से हृदयशस्त्रक्रिया सुलभता से होने लगी।

शरीर में किसी भी प्रकार का कृत्रिम रक्तप्रवाह प्राकृतिक रक्तप्रवाह की तुलना में निश्चित गौण माना जाता है। रक्त की विभिन्न पेशियाँ जब प्लॅस्टिक की नलियों में से और कृत्रिम फुफ्फुस के मार्ग से बहती है तब उन्हें एक प्रकार की चोट पहुँचती है। यह बात वैज्ञानिकों ने सिद्ध की है। कृत्रिम रक्तप्रवाह के अन्य भी कई धोखे और दुर्गणों का पता चला है।

अमरिका, इटली और ब्राझिल इन राष्ट्रों के शल्यचिकित्सक इस बिटींग हार्ट सर्जरी में अग्रसर हुए। उन्होंने अनेक रुग्णोंपर सफल बायपास सर्जरी हार्ट लंग मशीन के बिना की। उनके अनुभव दुनिया के सामने आये और आज तो इस प्रकार की बायपास सर्जरी की बाढ सर्वत्र फैल गयी।

इस प्रकार की शस्त्रक्रिया में संज्ञाहरणतंत्रज्ञों का काम खूब महत्वपूर्ण रहता है। हृदय का रक्तदाब, गति, आकुंचन क्रिया भी औषधोपचार की सहायता से योग्य रखनी पडती है। अगर रक्तस्त्राव हो तो रक्त भरना पडता है। पेशाब के प्रवाह की ओर ध्यान देना पडता है। रक्त में प्राणवायु की मात्रा नियमित रखनी पडती है। मरीज का शारीरिक तापमान स्थिर रखकर हृदय के दाहिने और बाये कोष्ठों का रक्तदाबपर कडी निगाह रखकर रहना पडता है। उसके साथ कृत्रिम 'हृदयफुफ्फुस यंत्र' चलानेवाला तंत्रज्ञ भी शस्त्रक्रियागृह में उपस्थित रहना आवश्यक है। आडे समय में जरूरत पडने पर हृदय का कार्य समाधानकारक होने के लिए या रक्तस्त्राव ज्यादा हो तो कृत्रिम यंत्र की मद्द लेनी पडती है। आज औसतन पचास प्रतिशत से ज्यादा बायपास शस्त्रक्रियाएँ हार्ट बीटिंग सर्जरी करके होती है। यह मात्रा भिन्न भिन्न रुग्णालयों में और चिकित्सकों में कम या ज्यादा दिखाई देता है। बायपास शस्त्रक्रिया बीटिंग सर्जरी की मद्द से करने के लिए हृदय का कुछ विशिष्ट भाग स्थिर करना पडता है। उसके लिए हृदय का भाग स्थिर रखनेवाला एक यंत्र आवश्यक रहता है। अनेक कंपनियाँ इस यंत्र का उत्पादन करती है. लेकिन सर्व प्रथम उपयोग में आया हुआ और आज भी इस्तेमाल होनेवाला यंत्र सागर में रहतेवाले अष्टपाद प्राणियों जैसा दिखाई देता है। उसका 'आक्टोपस' नाम भी सार्थ है। यह यंत्र हृदय के स्नायु को पक्का पकडकर रखता है। जिस रक्तवाहिनी पर शस्त्रक्रिया करना है वह इससे स्थिर रहती है। हृदय का बाकी भाग कार्यरत रहता है। जिस रक्तवाहिनी पर जोडकाम करना है वहखुल जाती है। रक्तवाहिनी का रक्तस्त्राव सीमित रखने के लिए कुछ खास दस्तपनाह या टांके उपयोग में लाये जाते है। बाद में खोली गयी रक्तवाहिनी में एक तात्कालिक स्वरूप का 'शंट' अर्थात एक प्लॅस्टीक का छोटा पाईप डाला जाता है। उसके बाद रक्तवाहिनी का जोडकाम मन को एकाग्र करके सफाई से कौशल्यपूर्वक किया जाता है। उसके लिए केशों की घनता का सूक्ष्म धागा उपयोग में लाया जाता है । उसके लिए केशों की घनता का सूक्ष्म धागा उपयोग में लाया जाता है। आँखों पर दूरबीन का चष्मा लगाना पडता है। जोडकाम खत्म होने के बाद आखिर के कुछ टांके ढीले करके रक्तवाहिनी का 'शंट' निकाला जाता है। इस पद्धति के अनुसार हृदय के आसपास की अटकाव लानेवाली भिन्न भिन्न रक्तवाहिनियों को नई शुद्ध या अशुद्ध रक्तवाहिनियाँ जोडी जाती है। उसके लिए हृदय के सामनेवाली 'स्टर्नम' नामक हड्डी की पिछले भाग की दाहिनी और बायी (इंटर्नल मॅमरी आर्टरी) बहुत बार उपयोग में लायी जाती है। उसके साथ की या पेट की शुद्ध रक्तवाहिनियाँ भी ली जाती है। पैर की 'सॅफीनस' नामक अशुद्ध रक्तवाहिनी का भी धडल्ले से प्रयोग किया जाता है।

बायपास शस्त्रक्रिया के लिए जोडकाम के उपयुक्त कौनसी रक्तवाहिनियाँ है, यह बात अनेक विषयोंपर अवलंबित रहता है। खासकर शल्यचिकित्सक का अनुभव उसकी विचारधारा, मरीज की उम्र, रुग्ण के हृदय की आकुंचनक्रिया आदि बातों पर विचार करके निर्णय लिया जाता है।

बीटिंग हार्ट बायपास सर्जरी यशस्वी रूप से पूरी होना रुग्ण के लिए लाभदायी होती है। कृत्रिम रक्तप्रवाह टालने से रक्त की पेशियाँ खराब नहीं होती। रक्त जल्द ही जम जाता है। जख्म ठीक तरह से भर जाने की मात्रा उच्च होती है। कृत्रिम यंत्र की मदद् न लेने से रुग्ण की प्रतिकार करने की शक्ति का ऱ्हास नहीं होता। उससे शरीर में जंतुओं का प्रादुर्भाव होने की संभावना बहुत कम रहती है। हृदय बंद करके की हुई शस्त्रक्रिया के बाद अनेक दिनों तक रहनेवाली कमजोरी, कम होनेवाली भूख और कम हुआ वजन आदि परिणाम इस नयी पद्धति में बहुत कम मात्रा में दिखाई देते है। इसलिए रक्तदाताओं को ढूँढने के काम से थोडा छुटकारा मिलता है। रुग्ण को घर जल्दी भजे दिया जाता है। इस पद्धति को ओपन हार्ट सर्जरी के स्थान पर 'बीटिंग हार्ट सर्जरी' कहना पडेगा ।इस प्रकार की शस्त्रक्रिया पद्धति का अच्छा अनुभव सब शल्य चिकित्सकों को आता है, तथापि हृदय की कुछ विशेष और गंभीर परिस्थिती में इसी पद्धति के लिए रुके न रहते हुए प्रचलित मार्ग पसंद करना हितकर होता है। इस क्षेत्र में आगे चलकर छोटे सूराखों द्वारा हथियारों का या यंत्रमानव के हाथों का उपयोग करके भी शस्त्रक्रिया करने के यशस्वी प्रयोग हो रहे हैं । कुछ वर्षों के बाद संभव हो जाएगा कि मोटर कार के सर्व्हिसिंग के लिए लगनेवाले समय से कम कालावधि में रुग्ण बायपास शस्त्रक्रिया कर घर जाएगा। यह सब न अतिशयोक्ति है न सपना ।

# २५. वयस्क रुग्ण और शल्यचिकित्सा

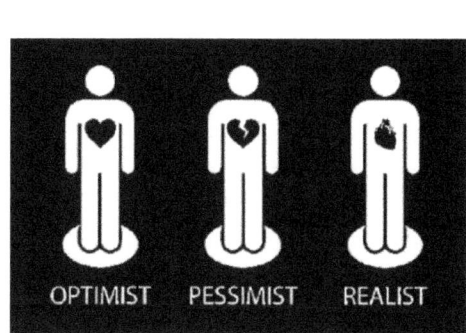

*चित्र सौजन्य : जी.डी.जे. , पिक्साबे*

हमारे देश में वयस्क रुग्णों पर शस्त्रक्रिया करने के बारें में निर्णय लेने का काम ज्यादातर उनके बाल बच्चे लेते हैं। बूढे व्यक्ति की शस्त्रक्रिया क्या फायदेमंद है? इतना खर्च करना व्यर्थ तो नहीं होगा? और कितने साल बचे हैं ? आदि प्रश्न उनके मन में उपस्थित होते है। कभी कभी जल्द ही वारिस का हक मिलने की आशा से निकट के रिश्तेदार शस्त्रक्रिया का निर्णय लेने के बारे में टालमटोल करते है।

पाश्चात्य देशों में अनेक वयस्क रुग्ण अकेले रहते है या वृद्धाश्रम में रहते है इसलिए शस्त्रक्रिया का निर्णय और उसकी आर्थिक उपाययोजना उन्हें खुद करनी पडती है। इसीलिए विदेश में अस्सी वर्षों के बाद लोगों की हृदयरोपण शस्त्रक्रीया के लिए प्रतीक्षा सूची बडी लंबी रहती है।

पूर्व और पश्चिम में यह फर्क परिवारपद्धति और जीवन जीने की भिन्न-भिन्न आसक्तियों के कारण है। अनेक प्रौढ मरीजों का मानसिक, शारीरिक और प्रत्यक्ष वय भिन्न-भिन्न रहता है। इसलिए वे कितना जियें, किस दर्जे का जीवन बिताए यह सब वे खुद सोचें और तय करें।

हृदयशस्त्रक्रिया के बारे में शल्यचिकित्सक के नाते विचार करते समय रुग्ण की प्रत्यक्ष उम्र की अपेक्षा उसके रोग की उम्र को ज्यादा प्रधानता दी जाती है। मतलब रोग जितना पुराना हो तो शस्त्रक्रिया में ज्यादा खतरा रहता है। याने दो बार हृदय का दौरा पड़नेवाले चालीस साल के मरीज की तुलना में अभी अभी हृदय से पीडित पचहत्तर उम्र का रोगी शस्त्रक्रिया की दृष्टि से कम

धोखादायी समझा जाता है। ज्यादा उम्र के योगियों में ज्यादा 'कोलॅटरल' अर्थात नैसर्गिक धमनियों का जाल रहता है। यह शस्त्रक्रिया के बारे में मानसिक तैयारी खूब रहती है। 'अगर न बचे तो कुछ फिक्र नहीं, मेरा जीवन यथार्थ हो गया है, लेकिन खतरे से बाहर निकले तो बोनस आयु मिलेगी।' यही उनकी मानसिकता रहती है। शस्त्रक्रिया में कुछ तकनीकी फेरबदल किये जाते है। जो वयोवृद्ध रुग्णों के लिए लाभदायी होता है। जिस प्रकार लक्ष्मी लक्ष्मीवालों के पास आती है, वैसे दीर्घायु होना वृद्धों के नसीब में रहता है, इसका अनुभव बार बार आता है। वयस्क रुग्ण की शस्त्रक्रिया करते समय हृदय से परे बहुत कुछ देखना पडता है । उनमें जख्म भर जाने की क्षमता कम होती है, हड्डियाँ फुसफुसी होती है । मस्तिष्क और वृषक की ओर जानेवाली रक्त की आपूर्ति कैसी है, इसकी जाँच करके निश्चित करना पडता है। उच्च रक्तदाब, स्थूलता, मधुमेह आदि से मित्रता हो सकती है। उसके साथ मूत्रमार्ग में रुकावटें, रक्त गाढा बनने की क्षमता की कमी और प्रदुषण के कारण काले हुए फेफडे, ये सब हृदयशस्त्रक्रिया को चुनौती भरा बनाते है । बायपास शस्त्रक्रिया के लिए अच्छे प्रकार की शुद्ध या अशुद्ध रक्तवाहिनी ढूँढनी पडती है। उसके लिए हाथ, पाँव, पेट या हृदय के सामने वाली हड्डी के पीछे काटछाट करनी पडती है। महारोहिणी या कपाटिकाएँ पत्थर जैसी कठिन बनी रहती है। अचानक रक्तवाहिनियाँ फटने का और रक्तस्त्राव होने का डर रहता है।

शस्त्रक्रिया की दृष्टि से इतनी प्रतिकूल परिस्थिती होकर भी वयस्क रुग्णों की शस्त्रक्रिया में अपयश बहुत कम दिखाई देता है।

हृदयशस्त्रक्रिया शास्त्र में परिवर्तित तकनीकी पद्धतियों के कारण खतरे कम होते जा रहे हैं । 'आक्टोपस' जैसे यंत्र का उपयोग करके हृदयस्पंदन चालू रहने पर भी की गयी बायपास शस्त्रक्रिया बहुत फायदेमंद होती है। कृत्रिम हृदय फुफ्फुस यंत्र का उपयोग टालने से रक्तपेशियों की हानि नहीं होती। रक्तस्त्राव कम होता है। साथ साथ 'फास्ट-ट्रॅकिंग' पद्धति का उपयोग करने से मरीज जल्दी पूर्ववत होता है । शस्त्रक्रिया के बाद कम से कम समय कृत्रिम श्वासोश्वास के यंत्र का उपयोग किया जाता है। छाती में डाली हुई नलियाँ जल्द ही निकाली जाती है। रुग्ण की गतिविधियों में बाधा नहीं आती । रक्तस्त्राव मर्यादित रखा जाता है। 'सेल सेव्हर' यंत्र उपलब्ध हो तो बाहर के रक्त की माँग नहीं के बराबर होती है। शस्त्रक्रिया सुविधाजनक और कम से कम तकलीफ देनेवाली हो इस दृष्टिकोन से करने से यश की मात्रा बढती है। अनेक नये औषधोपचार की योजना के कारण और संज्ञाहरणशास्त्र की तेजीसे हुई प्रगति वृद्धों की हृदयशस्त्रक्रिया कम

तनावयुक्त होती है। जिनकी आकुंचन प्रक्रिया बहुत कम होती है ऐसे वृद्ध रुग्णों में केवल ज्यादा खतरा रहता है।

कृत्रिम हृदय के इक्कीसवे शतक में अगर सत्तर साल का रुग्ण मन से चालीस साल का रहें और उसकी कार्यक्षमता पचहत्तर की हो तो उसे शस्त्रक्रिया से रोकना अनुचित है। पाश्चात्यों का उदाहरण सामने रखकर पूर्ण निकम्मे हृदय के लिए भी हृदयरोपण तक के प्रगत शास्त्र का लाभ अवश्य लेना चाहिए। ऐसे वयस्क परिपक्व और अनुभावी लोग देश की बौद्धिक संपत्ति होती है, यह बात भूलना नहीं चाहिए।

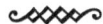

# २६. हृदयशस्त्रक्रिया – छोटे बालकों पर

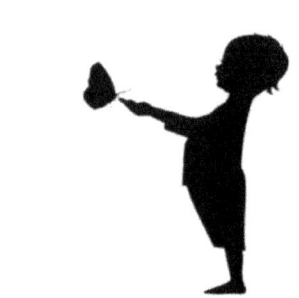

*चित्र सौजन्य : ओपन क्लिप आर्ट , पिक्साबे*

जन्मस्थ हृदयदोष याने जन्मसे पाये जानेवाला हृदय का दोष । हृदयनिर्मिती काल में ही हृदयरचना व्यवस्थित रूप से पूरी न होने के कारण ये हृदयरोग पैदा होते हैं । नवजात अर्भक में हृदय के दोष का निश्चित कारण क्या है यह बात बताना कठिन है। बहुसंख्य जन्मस्थ हृदयरोगों के कारण अभीतक अज्ञात और अनाकलनीय हैं । उनमें से कुछ कारण ये है।

अ) गर्भधारणा के बाद पहले तीन महिनों में जब हृदयरचना की निर्मिती होती रहती है। उस समय ली गयी हानिकारक दवाइयाँ, क्ष-किरण या बार बार आनेवाला बुखार ये सब हृदयदोषोंके लिए कारणीभूत हो सकते है।

ब) जिन बालकों के माता-पिता में नजदीक के नातेसंबंध हो ऐसे बालकों में सामान्यतः जन्मस्थ हृदयरोग की संभावना कई गुना अधिक रहती है।

क) बालक के माता या पिता में से अगर एक में बचपन में हृदयदोष हो तो भी अनुवंशिकता के कारण बालकों में हृदयदोष निर्माण होने की संभावना बढती है।

जन्मस्थ हृदयदोष के रुग्णों में बार बार सर्दी-जुकाम की पीडा, आयु के अनुसार बालक को पोषण न होना, दूध रूकरूककर पीना, हद से ज्यादा पसीना आना, छाती में धकधक होना, जीभ और होंठ नीले पड जाना आदि लक्षण महत्वपूर्ण समझे जाते हैं ।

जन्मस्थ हृदयदोष प्रमुखतः दो प्रकारों में विभाजित किये जाते है। सीधे हृदयदोष गुलाबी और पेचिदा या जटिल हृदयदोष (नीले) हृदयदोष किसी भी प्रकारका हो, उसकी कुछ जाँच पडताल करना आवश्यक है। सब से पहली जाँच याने क्लिनिकल या स्टेथोस्कोप से की हुई परख है। इससे हृदयदोष के संबंध में बहुत कुछ अंदाजा लग सकता है। उसके बाद ई.सी.जी., कलर डॉप्लर और अनंतर अँजिओग्राफी से परीक्षण सब रुग्णों का करने की आवश्यकता नहीं होती। अगर कलर डॉप्लर द्वारा की हुई जाँच में हृदय की पूर्णतः जानकारी न मिलनेपर अंत में अँजिओग्राफी से हृदयरचना की ज्यादा तफसील के साथ जानकारी मिल सकती है । साथ साथ हृदय के सभी कोष्ठों में उत्पन्न दाब और ऑक्सिजन की मात्रा भी मिलती है। एक बार हृदयदोष का निदान और उसका प्रकार निश्चित होने के बाद 'यह दोष दवा से या गोलियों से वीक होगा?' यह हमेशा का प्रश्न सभी पालक पूँछते हैं । इतने छोटे बालक पर ऑपरेशन यह शब्द सुनकर पालकों को धक्का पहुँचता है । सच कहा जाय तो जन्मस्थ हृदयदोषों में से लगभग ९५ प्रतिशत रुग्ण हृदयशस्त्रक्रिया के लिए पात्र होते हैं ।

अब निर्मिती के दोषयुक्त भाग देखेंगे ।

पहले बताया गया है कि हृदयदोष दो प्रकार के होते हैं । उसमें साधारण दोष जिनमें एक ही दोष रहता है और वह दुरूस्त करना बिलकुल सरल होता है। उदा. : महारोहिणी से फेफडों की ओर निकलनेवाली रक्तवाहिनी को जोडी हुई नलिका । साधारणतः जन्म होने के बाद यह नलिका अपनेआप बंद होती है। लेकिन यह ऐसे ही बंद न होना इसे (पी.डी.ए.) कहा जाता है। इसके लिए आवश्यक शस्त्रक्रिया करना हमेशा लाभदायी होता है। यह शस्त्रक्रिया बिलकुल सरल है और हृदयस्पंदन चलता रहने से भी छाती की पर्शुकाओं (Ribs) में से यह नलिका बंद की जाती है। इसे (क्लोज्ड हार्ट सर्जरी) कहा जाता है। कम खर्च और लगभग शून्य प्रतिशत खतरा होनेवाली यह शस्त्रक्रिया है । रोग का निर्णय समझने पर तुरंत यह शस्त्रक्रिया करना जरूरी है।

दूसरे प्रकार में (ए.एस.डी.) हृदय के छोटे और ऊपर के पर्दे का छिद्र । इस छिद्र का आकार कम या ज्यादा हो सकता है। इस छिद्र से होनेवाले परिणाम कुछ ज्यादा खतरनाक नहीं होते। फिर भी जैसी जैसी उम्र बढ़ जाती है वैसे हृदय और फेफडे पर उसका दुष्परिणाम दिखाई देने लगता है। अर्थात इन दोषोंपर होनेवाली शस्त्रक्रिया ठीक समय पर याने निदान मालूम होने पर करना उचित है।

इसके विपरित (डी.एस.डी.) याने हृदय के बड़े पर्दे को याने नीचे के पर्दे को रहनेवाला छिद्र। यह जल्द से जल्द बंद करना आवश्यक है। इस छिद्र से हृदय और फेफडों पर होनेवाला दुष्परिणाम ज्यादा होता है। इससे फेफडों में रक्तदाब बढ सकता है। अगर यह छिद्र बहुत छोटा हो तो सत्तर से अस्सी प्रतिशत मरीजों में उम्र के छः से सात वर्षों तक यह छिद्र बंद हो सकता है। लेकिन वैसा न होनेपर शस्त्रक्रिया करना अत्यावश्यक है। छिद्र मध्यम या बडे आकार का हो तो तुरंत हृदयशस्त्रक्रिया करना जीवनदायी होता है। इन सब शस्त्रक्रियाओं को ओपन हार्ट सर्जरी कहा जाता है।

इसमें हृदयस्पंदन बंद करके उसपर हृदयशस्त्रक्रिया की जाती है। हृदय जब बंद किया जाता है सब रुग्ण हृदय फुफ्फुस यंत्र की सहायता से (हार्ट लंग मशीन) जीवित रहता है। उसके बाद गरज के अनुसार हृदय के दोषों की दुरूस्ती की जाती है। छिद्र बंद करने के लिए हृदय के आसपास का आवरण या कृत्रिम पर्दे का उपयोग किया जाता है।

सीधे साधे दोष हो तो हृदयशस्त्रक्रिया का खतरा बहुत कम रहता है। लगभग दो प्रतिशत से भी कम खतरा इसमें है। लेकिन पेचिदा दोष हो तो हृदय के दोषों के प्रमाण के अनुसार शस्त्रक्रिया का खतरा कम या ज्यादा होता रहता है। केवल आर्थिक तंगी के कारण ऐसे बालकों को हृदयशस्त्रक्रिया से दूर रखना अयोग्य है। आजकल छोटे बालकों पर करनेका हृदयशस्त्रक्रिया का तकनीक बहुत प्रगत हुआ है। छोटे में से छोटा केवल एक से डेढ किलो वजन के अर्भक पर भी आजकल भारत में यशस्वी हृदयशस्त्रक्रिया की जाती है।

# २७. हृदयशस्त्रक्रिया: रक्तस्त्राव और रक्त की माँग

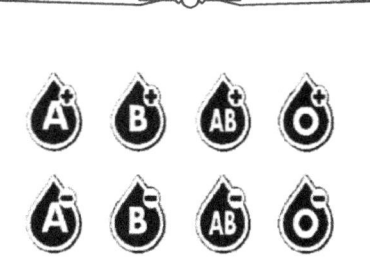

*चित्र सौजन्य : २०० डिग्री, पिक्साबे*

हृदय का और रक्त का एक घनिष्ट नाता रहता है। हृदय के बिना रक्त का महत्व नहीं और रक्त के बिना हृय का काम हो ही नहीं सकता। हृदय का प्रमुख काम याने बायें कोष्ठ की सहायता से शरीर के सर्व अवयवों को शुद्ध रक्त की आपुर्ति करना और दाहिने कोष्ठ की मदद लेकर अशुद्ध रक्त फेफडों के पास शुद्धिकरण के लिए भेजना। रक्ताभिसरण के लिए एक पंप का कार्य करनेवाले इस हृदय को भी शुद्ध रक्त की आवश्यकता होती है यह बात ध्यान में रखना आवश्यक है।

हृदयशस्त्रक्रिया के लिए आवश्यक रक्त का महत्व एक अतिशय भयंकर रोगप्रसारण के कारण बढ गया है। वह है रक्त के मार्ग से एडस की बाधा होने के संभाव्य धोखे से। इस खतरे को कम करने के लिए तीन उपाय है।

## अ) शस्त्रक्रिया के लिए आवश्यक रक्त की माँग कम करना।

आजकल हृदय का कार्य रोके बिना हार्ट लंग मशीन की सहायता न लेकर की हुई हृदयशस्त्रक्रिया इस दृष्टिकोण से बहुत महत्वपूर्ण है। इस प्रकार की बायपास सर्जरी में रक्तस्त्राव भी कम होता है और एक भी बोतल रक्त का उपयोग न करते हुए शस्त्रक्रिया की जाती है। उसके साथ 'सेल सेव्हर' नामक यंत्रद्वारा शस्त्रक्रिया के समय रक्तस्त्राव हुआ रक्त भी शुद्धिकरण कर के दुबारा उपयोग में लाया जाता। लेकिन यह यंत्र महँगा होने के कारण सब जगह वह उपलब्ध नहीं होता।

## ब) रुग्ण का खुद का रक्त उपयोग में लाना।

जिस रुग्ण व्यक्ति के हृदयशस्त्रक्रिया की जानेवाली है उसी के शरीर से दो बोतल रक्त दो हफ्तों के अंतर से निकालकर उसे शस्त्रक्रिया के समय उपयोग में लाया जा सकता है। रुग्ण का रक्त निकालने के बाद सलाईन ग्लूकोज दिया जाता है और रक्तवृद्धि की दवा दी जाती है। यह उपाय योजना अगर रुग्ण सशक्त हो और शस्त्रक्रिया कुछ अवधि के बाद होने की संभवता हो तो ही हो सकती है।

## क) ऐच्छिक रक्तदाता ढूँडा जा सकता है।

पैसों के लिए रक्त बेचनेवाले और अपरिचित दाता का रक्त शस्त्रक्रिया के लिए न लें। शायद रक्तदाताओं में एडस के किटाणु हो सकते है, या वह दाता एडस के जंतुओं का वाहक हो सकता है। लेकिन उसकी एड्स की जाँच निगेटिव्ह हो सकती है। ऐसी स्थिति में दाता का रक्त सदोष हो सकता है और रुग्ण की दृष्टिकोण से हानिकारक है। जिस दाता का चरित्र साफ है और अनेक लैंगिक संबंध नहीं है ऐसे रक्तदाता सभी तरह से उत्कृष्ट होते हैं।

रक्त की माँग कितनी ही कम की जाय फिर भी कुछ विशिष्ट रुग्णों में रक्त के सिवा शस्त्रक्रिया हो ही नहीं सकती। उदा. रक्त की कमी के रुग्ण रक्त जम जाने की प्रक्रिया कम हुए हृदयरोगी या शस्त्रक्रिया के बाद रक्तस्राव होता रहा ऐसे रुग्ण को रक्त देना ही पडता है। हृदयशस्त्रक्रिया के लिए तीन प्रकार के रक्त और उसके घटकों की जरूरत है। १) चोबीस घंटों में मिला ताजा और परिपूर्ण रक्त, २) रक्त में जम जाने के घटक से युक्त रक्त, ३) रक्त में स्थित पिंडिकायुक्त घटक।

ताजा रक्त मिलने के लिए रक्तदान एक दिन पूर्व के बडे सबेरे करना आवश्यक है। लगभग चार से छः बोतलों की जरूरत होती है। कितना रक्त जरूरी है यह शस्त्रचिकित्सक ही निश्चित रूप से बता सकता है। रक्तदाता रुग्ण के ही रक्तसमूह का ही होना आवश्यक है। रक्तदाता सशक्त, निरोगी और जवान हो तो बढिया है।

संक्षेप में रक्तविरहित हृदयशस्त्रक्रिया की प्रगति 'सेल सेव्हर' जैसे उपकरणओं की उपलब्धि और अच्छे रक्तदाता की और उत्कृष्ट रक्तदान बँक की मदद ही यशस्वी हृदयशस्त्रक्रिया के लिए अनिवार्य है।

# २८. हृदयशल्यचिकित्सा और एड्स

चित्र सौजन्यः स्मार्ट सर्व्हिअर &शमिदुसी , पिक्साबे

हृदयरोग बढता है और इसी कारण हृदयशस्त्रक्रिया की मात्रा भी बढती जा रही है। हृदयशस्त्रक्रिया का तो रक्त से अतूट नाता है और रक्त का विचार करते समय एड्स के खतरे का हौआ दिखायी देता है। यह बात अब अपरिहार्य है इसलिए 'एडस' के बारे में प्राथमिक ज्ञान होना अनिवार्य है।

'एडस' एक अत्यंत भयानक रोग है। लगभग पंद्रह साल पहले इसकी बोआई विदेश में हुई। उसके बाद यह रोग भारत में फैल गया। एड्स नामक रोग एच आय व्ही नामक विषाणुओं के कारण होता है। एड्स से पीडित रुग्ण की शारीरिक प्रतिकारशक्ति पूर्णतः नष्ट होती है। और वही रुग्ण अनेक प्रकार के जंतुओं के प्रादुर्भाव का शिकार होता है। और इसी कारण उसकी जो हालत होती है, वह देखी नहीं जाती । ऐसे रोग के विषाणुओं का प्रसारण नीचे लिखे तीन मार्गों से होता है।

(अ) लैंगिक संबंध: एच आय व्ही विषाणुओं से बाधित व्यक्ति के संपर्क में निरोध के बिना संभोग करने से उसके विषाणु उपयोग लेते समय होनेवाले स्त्राव के माध्यम से दूसरे व्यक्ति के रक्त में प्रवेश करते है।

सच कहा जाय तो ऐसे समागम में निरोध का उपयोग करके भी विषाणुओं का हानिकर प्रभाव होने का खतरा कम मात्रा में क्यों न हो लेकिन रहता ही है। यह बात ध्यान में रखनेलायक है।

(ब) रक्त और सूइयों के द्वारा एडस रोग के विषाक्त तत्व समा गई व्यक्ति का रक्त शस्त्रक्रिया के समय रुग्ण को दिया जाने पर एडस का खतरा पैदा होता है। एड्स से पीडित रुग्ण के लिए उपयोग में लायी गयी सूइयाँ और सिरिंजेस किसी निरोगी व्यक्ति के लिए इस्तेमाल करने से एड्स का प्रसार हो सकता है।

(क) गर्भ के मार्ग से एच आय व्ही विषाणू से ग्रस्त स्त्री अगर गर्भधारक हो तो जन्मदाता स्त्री का बालक भी एड्स का शिकार बनता है। ऊपर दिये हुए किसी भी मार्ग से एच आय व्ही नामक विषाणुओं का प्रवेश रक्त में होने पर ये विषाणु रक्त में द्विगुणित होते हैं । लगभग दो से तीन महिनों में एच आय व्ही प्रतिकार पेशियाँ इस शरीर में निर्माण होती हैं ।

इन तीन महीनों में 'एचआयव्ही' की हरदम की जानेवाली जाँच पडताल याने 'एचआयव्ही, ॲन्टिबॉडी टेस्ट' यह निगेटिव्ह होती है। लगभग तीन महिनों के बाद वह पॉझिटिव्ह होती है। विषाणुओं के प्रवेश के बाद यह जाँच पॉझिटिव्ह होने तक के समय को 'विन्डो पिरियड' कहा जाता है। इस काल में जीवन बितानेवाले व्यक्ति का रक्त दूषित होता है और एडस रोग प्रसार के लिए धोखादायी रहता है।

इसलिए इस 'विंडो पीरियड' के व्यक्ति को ढूँढने के लिए एक नया तरीका उपलब्ध हुआ है। एच आय व्ही विषाणुओं की बाधा हुई है या नहीं इसका निर्णय और अगर पॉझिटिव्ह हो तो विषाणुओं की मात्रा संख्यात्मक रीति से कितनी है इसके बारे में 'पीसीआर' नामक नयी परीक्षा से खोज की जाती है। यह परीक्षण विषाणुओं का अस्तित्व सिद्ध करता है और बाधा से पीडित रुग्ण को दवाइयों की उपाययोजना शुरू की जाती है। यह जाँच बडे शहर में ही उपलब्ध है। यह महँगी लेकिन अत्यंत महत्वपूर्ण परीक्षा है। सच कहा जाए तो यह जाँच सभी रक्तदाताओं पर अनिवार्य करवाने के बारे में चर्चा दुनियाभर में हो रही है। लेकिन इस परीक्षण का खर्च और उसकी उपलब्धता यह एक बडी चुनौती है।

दान किए हुए रक्त की एचआयव्ही ॲन्टिबॉडी टेस्ट करना सभी बैंकों पर नियमद्वारा बंधनकारक होता है। सब से चिंताजनक कटु सत्य यही है कि सरासर १.५ से २.० प्रतिशत रक्तदाता इन विषाणुओं से पीडित हुए मिलते है। यह प्रमाण दिन-ब-दिन बढ़ता है ऐसा रक्तबैंको के विशेषज्ञों से मालूम हुआ है। यह रक्त बाद में नष्ट करना पडता है।

विषाणूओं की बाधा होने पर एचआयव्ही अँन्टिबॉडी टेस्ट पॉझिटिव्ह रहने से वह व्यक्ति विषाणुवाहक स्थितिमें रहती है। आगे चलकर शरीर की प्रतिकार शक्ति पूर्णतः नष्ट करनेवाला भयंकर एडस रोग उस व्यक्ति को होने में पाँच से दस साल लगते हैं । ऐसे व्यक्तिने रक्तदान नहीं करना चाहिए। और विषाणुओं का प्रसार न हो इसकी सावधानी बरतना आवश्यक है। ऐसे व्यक्तियों में अगर हृदयरोग पाया जाता है और शस्त्रक्रिया की आवश्यकता उत्पन्न होती है तो उनपर हृदयशस्त्रक्रिया करना या न करना यह चर्चा का विषय है। मानवी अधिकार के तत्व के अनुसार विश्वसनीय प्रतिबंधक उपाययोजना करके ऐसे रुग्ण में एड्स के लक्षण न हो तो हृदयशस्त्रक्रिया करना आवश्यक है ऐसा अनेक विशेषज्ञों का मत है। हृदयशस्त्रक्रिया के समय लगनेवाले और उसके बाद के समय में उपयोग में लायी गयी सूइयाँ सिरिंजेस डिस्पोजेबल होती है । मतलब उनका उपयोग होनेपर योग्य रीति से उन्हें नष्ट किया जाता है। दूसरे किसी रुग्ण के लिए उन्ही का उपयोग नहीं किया जाता । इससे एड्स के प्रसार को रोका जा सकता है।

साथ साथ कम रक्त की माँग की उन्नत हृदयशस्त्रक्रिया या रुग्ण का खुद का रक्त उपयोग में लाकर की गई शस्त्रक्रिया का अस्वीकार करना अनुचित होगा । निरोगी और चारित्र्यवान रक्तदाताओं को चुनना यह हृदयशस्त्रक्रिया में एड्स के खतरे की दृष्टि से अत्यंत महत्वपूर्वक है ऐसा मुझे लगता है।

# २९. हृदयशस्त्रक्रिया के बाद की सावधानी (भाग १)

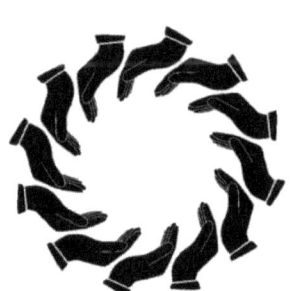

*चित्र सौजन्य : जी. डी. जे . पिक्साबे*

'काज रहे तो काजी, न रहे तो पाजी' यही हमारा दररोज का अनुभव है। यशस्वी हृदयशस्त्रक्रिया होने से रोगी को परमोच्च आनंद होता है और कुछ दिनों बाद डॉक्टर और डॉक्टरी सलाह के बारे में भुलक्कड होना, यही अनुभव ही कुछ अजीब बात नहीं । कितनी भी उत्कृष्ट हृदयशस्त्रक्रिया हो, फिर भी वही हृदय साधारण मनुष्य के समान पहले जैसा सर्वसामान्य नहीं रहता यह बात ध्यान में रखनेलायक है। लगभग नब्बे प्रतिशत शस्त्रक्रियाएँ मरीज की पीडा कम करने के लिए रोगनिवारक दृष्टिसे की हुई कृति होती है। केवल कुछ जन्मजात हृदयदोषों की शस्त्रक्रियाएँ सामान्य लोगों का हृदय होना चाहिए वैसा करनेवाली याने क्युरेटिव्ह होता है। इसकी मात्रा दस प्रतिशत से भी कम है। यशस्वी शस्त्रक्रिया होकर रुग्ण घर जाता है तब 'मैं पूर्णतः ठीक हुआ हूँ और अब कुछ भी करने के लिए मुक्त हूँ।' ऐसी भावना अनेक रुग्णों में की होती है । इस प्रकार की गलतफहमी से बाहर आना उसके लिए अत्यावश्यक है। शस्त्रक्रिया के बाद सावधानी न रखने से कभी कभी कुछ नयी समस्याएँ निर्माण हो सकती हैं या पहला हृदयरोग दुबारा उत्पन्न हो सकता है या हृदय निकामी होकर बंद पड सकता है। ऐसी घटनाएँ न होने की पूर्णतः जिम्मेदारी रुग्ण और उसके रिश्तेदारों की ही रहती है।

## १) जख्म और गतिविधियाँ - हलचल क्रियाएँ:

शस्त्रक्रिया के बाद रुग्ण घर में आने के बाद उसे एक साफ सुधरी और हवादार कमरे में रखा जाये। अगर सब टांके निकाले गये हो और जख्म पूर्णतः सूख गयी हो तो हर रोज स्नान करना जरूरी है। जख्मपर पानी गिरने में कोई हानि नहीं है। जख्म की बाजू टॉवेल से आहिस्ता से पोंछ ले। जख्म पर आयी हुई पपडी अपने आप जाएगी। अगर जख्म गीला हो तो रोज मरहमपट्टी करना जरूरी है। ऐसे समय कमर का उपरी हिस्सा पोंछ के नीचे के हिस्से को जल से धो ले। शस्त्रक्रिया अगर हृदय के सामने की हड्डी काटकर की हुई हो तो उठते बैठते समय मुडकर हाथ का आधार लेकर या पीछे से किसी का सहारा लेकर उठे। हृदय के पास की बीच की हड्डी भर आने के लिए औसतन तीन से चार महीनों का समय लगता है। कभी कभी हड्डी की कटकट जैसी आवाज हिलते डुलते समय आती है। कुछ समय के बाद यही बंद होती है। अगर हड्डी ज्यादा आवाज करने लगे तो छाती की हड्डी का पट्टा उपयोग में लाये । जख्म अगर न भरकर फैल जायें या सतत पानी आ जाये तो डॉक्टर की सलाह के बिना कुछ न करें। शायद हड्डी फुसफुसी हो अथवा मधुमेह हो तो हड्डी की तार दुबारा कसनी पडती है। जख्म भी कभी -कभी फिर से सिलाई करनी  पडती है। उसमें जीवन के लिए कुछ भी खतरा नहीं रहता। हड्डी जुड जाने तक याने पहले चार महीनों तक कुछ भी भार उठाना मना है। खासकर छोटे बच्चे के लिए फल-सब्जी की थैली, पानी की बाल्टी, बाल्टी जैसी चीजें न उठाना जरूरी है । तीन महीनों के बाद डॉक्टर की जाँच के बाद ही स्कूटर या मोटर चलायें ।

## २) मिलना जुलना, व्यायामः

सर्दी जुकाम से या बुखार से पीडित बीमार लोग भले वे रिश्तेदार हो या मित्र हों उन्हें मिलने से मना कर दें। खुद मरीज किसी से हस्तांदोलन न करें। मरीज को मिलनेवाले लोगों से गपशपे लडानी हो तो उससे रुग्ण उल्हसित हो ऐसे विषयों पर ही बातचीत करें। रुग्ण भीड में या सामाजिक स्थानों में से दूर रहें। मरीज की शस्त्रक्रिया अगर हार्ट लंग मशीन का उपयोग करके कृत्रिम रक्तप्रवाह की सहायता लेकर हुई हो तो जंतुओं का प्रादुर्भाव होने की संभावना रहती है। इसलिए कम से कम पहले छः हफ्तों तक इन सब बातों का परहेज रखें ।

शस्त्रक्रिया के बाद कितना व्यायाम करना उचित है। इसका निर्णय शस्त्रक्रिया के प्रकार के अनुसार और हृदय की आकुंचन प्रक्रिया पर अवलंबित रखें । व्यायाम की मात्रा डॉक्टर की सलाह के अनुसार निश्चित की जाएँ । सर्वसाधारण नियमों के अनुसार भार उठाने का व्यायाम

पहले साल ना करें। चलने का व्यायाम सब से उत्तम रहता है। छः महिनों के बाद तैरना या योगासन करने में कुछ हानि नहीं है।

## ३) आहार :

दो बार भरपेट खाने से अच्छा यही है कि थोडा थोडा अपनी पाचन शक्ति के अनुसार कच्ची सब्जी, तरकारी, फल, घुंघनी का प्रयोग करें। अगर मांसाहारी हो तो रेड मीट (सूअर, बकरा, गाय का मांस खाना) निश्चित टाल दे। चिकन और मछलियाँ हफ्ते में दो बार खाने में हानि नहीं, लेकिन शाकाहार श्रेष्ठ माना जाता है। अंडे को उबालकर उसमें से पीला भाग निकालकर खाया जायें। इस प्रकार परहेज से रहना बायपास सर्जरी के रुग्णों को आवश्यक है। जन्मजात हृदयदोषों की सुधार या संधिविद्धता से पीडित कपाटिकाओं की शस्त्रक्रिया के रुग्ण युवा लेकिन अशक्त होते है। उनमें स्निग्ध पदार्थों की मात्रा पहले से ही कम होने के कारण उनके लिए इन परहेजों की जरूरत नहीं। लेकिन तंबाकू , मद्यपान इन से निश्चित दूर रहें।

# ३०. हृदयशस्त्रक्रिया के बाद की सावधानी (भाग २)

*चित्र सौजन्य : जीडीजी , ओपन आयकॉन , पिक्साबे*

**जन्मजात :**

जन्मजात हृदयदोष या कपाटिकाओं की शस्त्रक्रिया के रुग्ण सामान्यतः अल्पवयीन या शादी की उम्र के होते है। तरूण, विवाहित स्त्री रुग्णों को आवश्यकता है कि वे कम से कम छः महीनों तक गर्भप्रतिबंधक उपाययोजना करें। गर्भनिरोधक गोलियों का भी सेवन न करें। कृत्रिम कपाटिकाओं का उपयोग करके जिन महिलाओं की शस्त्रक्रिया हुई है उनके बारे में गर्भधारणा और प्रसूति अन्य सामान्य महिलाओं जैसी हो होती है। लेकिन धातुओं की कपाटिकाएँ जिनके हृदय में बिठा दी है उन्हें रक्त तर करने की गोलियों का परिमाण बदलना या हिपारिन इंजेक्शन लेना जैसे बदलाव तज्ज्ञ की सलाह के अनुसार करना अत्यावश्यक है। शस्त्रक्रिया के बाद छः हफ्ते कम से कम उपभोग टालना आवश्यक है। तीन महिनों के बाद छाती की हड्डी भर जाने के बाद संभोग करते समय कुछ पीडा होने की संभावना बहुत कम रहती है।

**शिकोयतों के बारे में:**

शस्त्रक्रिया के बाद शल्यचिकित्सकों को बार बार कुछ ना कुछ सामान्य तककारों के बारे में दूरभाष आते रहते हैं । छाती कस जाने की तकरार, अशक्तता का प्रतीत होना, नींद न आना, भूख न लगना, हलका सा सरदर्द होना या जख्म के आसपास दाह होना या छाती का संवेदनशून्य

हो जाना आदि जो तकरारे बतायी जाती है उनके बारे में चिंता करने की आवश्यकता नहीं है। तीन चार हफ्तों के बाद इन सारी तकरारों का अवशेष भी नहीं रहता। लेकिन शस्त्रक्रिया के बाद अगर लगातार बुखार आये या खाँसी आने लगी, चक्कर आना शुरू हुआ, मूत्रमार्ग से रक्त जाने लगा, थोडे चलने पर साँस फूल जाना या छाती में ज्यादा धकधक शुरू हो तो तुरंत विशेषज्ञों की सलाह लेना जरूरी है।

## जाँच पडताल और औषधोपचार :

मधुमेह पीडित रुग्ण की जाँच पडताल करते समय बिना कुछ खाये, खाली पेट की अवस्था में शरीर में शक्कर की मात्रा सौ के आसपास होना जरूरी है और भोजन के दो घंटे बाद की जानेवाली जाँच में शक्कर १५० मिलिग्रॅम से ज्यादा नहीं होनी चाहिए । इसके बारे में मधुमेह विशेषज्ञ की सलाह नियम के अनुसार ले ली जाए। स्निग्ध पदार्थों की मात्रा लिपिड्स कम करने वाली दवाइयाँ लेकर कोलेस्टेरॉल और ट्रायग्लिस राईड्स एक सौ साठ से ज्यादा न होने दे। एल डी एल सौ के आसपास और एच डी एल पचाक के उपर होना जरूरी है। लिपिड प्रोफाईल और रक्त की जाँच हर तीन से चार महिनों तक करें और हृदयरोगतज्ज्ञ की सलाह से गोलियों में बदल करें।

कपाटिकाओं की बदली किये रुग्ण डेड से दो महिनों के अंतर से और जीवनभर प्रार्थोबीन - टाईम टेस्ट जाँच करें जिससे रक्त कितना तरल हुआ है यह बात स्पष्ट होती है। इस जाँच की रिपोर्ट के अनुसार रक्त पतला करने वाली गोलियाँ की मात्रा विशेषज्ञ की सलाह से निश्चित करें। यही रक्त पतला करने की गोलियाँ जीवनभर लेनी पडती है। अन्यथा धातुओं की कपाटिकाएँ बंद हो सकती है। यह बात ध्यान में रखने लायक है।

संधिविद्धजन्य हृदयरोग के रुग्ण पेनिसिलिन का इंजेक्शन हर इक्कीस दिनों के बाद उम्र की तीस वर्षों तक कम से कम लें। बायपास सर्जरी हुए रुग्णों को चाहिए की वे अॅन्टिऑक्सिडंटस की गोलियाँ जीवन भर ले लें।

उच्च रक्तदाब काबू में रखने के लिए गोलियाँ निश्चित लेना महत्वपूर्ण बात है। हृदयशस्त्रक्रिया के बाद तज्ज्ञ द्वारा ली गयी पहली जाँच पंद्रह दिनों में होना चाहिए । उसके साथ इसीजी, क्ष-किरण की परख और एको की परीक्षा महत्वपूर्ण रहती है । इनके निष्कर्षों से हृदय की गति, आकार, फेफडों की स्थिती हृदय की आकुंचन क्रिया अथवा कपाटिकाओं का कार्य आदि के बारे में

जानकारी होती है। इसके बाद औषधोपचार कम या ज्यादा करना पडता है। शस्त्रक्रिया के बाद की गयी जाँच और उस जाँच का समय चिकित्सीय सलाह पर निश्चित करें ।

सारांश शस्त्रक्रिया के बाद मरीज को इंजन को ओव्हर ऑइलिंग किए हुए मोटर कार जैसे समझे। अगर मोटर कार की नियमित सर्व्हिसिंग करवा ली, पेट्रोल भर दिया और पूरी सावधनी रख ली तो वह ज्यादा दिनों तक चल सकती है। हृदय का भी कार्य वैसा ही है।

# ३१. पेसमेकर: हृदय का जनरेटर

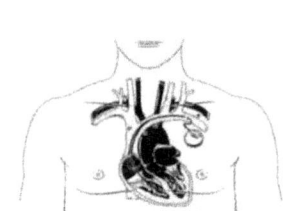

चित्र सौजन्य : स्मार्ट सर्व्हिअर

बिजी के अखंडित प्रवाह की आवश्यकता केवल रुग्णालय और कारखानों में नहीं, हृदय के लिए भी होती है। हृदयस्पंदन विद्युतप्रवाह के बिना नहीं हो सकता । हृदय में यह नैसर्गिक प्रवाह हृदय के दाहिने कोष्ठ में 'सायनोएट्रिकल नोड' नामक मध्यबिंदु से निर्माण होता रहता है। इस 'नैसर्गिक पेसमेकर' कहा जाता है।

यही विद्युतप्रवाह आगे चलकर किसी खास मार्ग से हृदय के स्नायुओं तक पहुँचता है। और हृदय का आकुंचन होता है। हृदयस्पंदन की कार्यक्षमता और गति पेसमेकर पर अवलंबित रहती है। अर्थात यह नैसर्गिक पेसमेकर मानों हृदय का नैसर्गिक जनरेटर ही है।

इस नैसर्गिक विद्युतनिर्मिती में या विद्युत-प्रवाह में किसी भी प्रकार की बाधा या दोष निर्माण हो सकता है। वयोवृद्धता, हृदय का जोरदार दौरा दवाइयों का दुष्परिणाम या जन्मजात हृदयदोष इन कारणों से अटकाव हो सकता है।

हृदय की गति हद से कम होने से हृदय के स्नायुओं पर उसका तणाव आता आहे । मस्तिष्क की ओर जानेवाली रक्त की धारा कम होती है। परिणामतः मूर्च्छा आना, सर चकराना या अस्थायी बेहोश होना आदि लक्षण दिखायी देते है। इस प्रकार के रोगसूचक चिन्ह बार- बार आना खतरनाक साबित होता है। तब तुरंत उपाययोजना करना अत्यावश्यक होता है। लेकिन उसमें यशस्वी होने का भरोसा नहीं रहता । अगर हृदयगति धीरे -धीरे कम होने के बदले अकस्मात कम होती है। तब जल्द ही पेसमेकर का इस्तेमाल किया जाता है।

कृत्रिम पेसमेकर दो प्रकार के होते है। एक तात्कालिक स्वरूप का और दूसरा स्थायी रूप का हृदय का प्रबल झटका आने के बाद हृदय की गति कम हो सकती है। उस समय तात्कालिक पेसमेकर जोडना पडता है। यह कृत्रिम पेसमेकर शरीर के बाहर ही रहता है। उसकी एक तार छाती की या पाँप की रक्तवाहिनी में से हृदय की ओर सरकवाकर पेसमेकर रुग्ण के हाथ को या पाँव को बाँधा जाता है। और आवश्यकता के अनुसार विद्युतप्रवाह कम या ज्यादा कर हृदयस्पंदन उचित मात्रा में रखा जाता है।

कुछ समय बीतने के बाद औषधोपचार करने से हृदय की सूजन कम होकर हृदय की रक्त की आपूर्ति सुधरने के बाद हृदय की गति पूर्ववत होती है, तब पेसमेकर निकाला जाता है।

आजकल स्थायीस्वरूपी कृत्रिम पेसमेकर का उपयोग करने वाले अनेक मरीज आसपास दिखायी देते है। अमरिका में तो पैंसठ वर्षों से ज्यादा उम्र के अनेक लोगों ने इस यंत्र से फायदा उठाया है।

पेसमेकर एक छोटी डिब्बी जैसा होता है। उनके आकार भिन्न -भिन्न होते है । और आकार भी भिन्न- भिन्न होते है। उनकी कार्यपद्धति अलग अलग होती है। कुछ 'सिंगल चेंबर' तो कुछ ड्युअल चेंबर के प्रकार के होते हैं । सिंगल चेंबर पेसमेकर से एक ही कोष्ठ को विद्युतप्रवाह मिलता है। ड्युअल चेंबर पेसमेकर हृदय के चारों कोष्ठों के स्नायुओं तक विद्युतधारा की आपूर्ति से आकुंचन प्रक्रिया भी होती है।

कार्यपद्धति के अनुसार 'फिक्स रेट' के और डिमांड पेसमेकर ये दो प्रकार है । मरीज की गतिविधि की गति के अनुसार हृदय की गति अपने आप बढनेवाली रीति के फिक्त रेट के पेसमेकर है। इस पेसमेकर की बॅटरी की आयु उनकी कंपनियों के अनुसार भिन्न - भिन्न रहती है। इस प्रकार उनकी कार्यपद्धति के अनुसार उनकी किमत भी कम या ज्यादा होती है। बीस हजार से दो लाख तक इसकी कीमत रहती है । आजकल अपने देश में नब्बे प्रतिशत पेसमेकर विदेशी बनावटी के होते है। भारत भी पेसमेकर निर्मिती क्षेत्र में निश्चित रूप से आगे बढ़ रही है.

कृत्रिम स्थायी स्वरूप से पेसमेकर जड देने या रखने का तंत्र बिलकुल सुलभ होता है। कॅथलॅब याने एक अत्याधुनिक क्ष किरणों के यंत्रवाले कमरे में यह उपचार पद्धति की जाती है। रुग्ण अगर अस्वस्थ हो तो सब से पहले एक तात्कालिक कृत्रिम पेसमेकर हृदय को जोडा जाता है। अनंतर छाती के उपरी भाग की रक्तवाहिनी

में से एक पतली तार हृदय के दाहिने कोष्ठ के सिरे से सरकारीय जाती है। उसका स्थान निश्चित होने पर यह तार कृत्रिम स्थायी रूपी पेसमेकर को जोडी जाती है। बाद में यह पेसमेकर छाती के ऊपरी भाग के स्नायु के पीछे बिठाया जाता है। यह सब त्वचा को चेतनारहीत कर के होता है। उसके लिए पूरा संज्ञाहरण करने की जरूरी नहीं। उपरी भाग में केवल दो से तीन इंच लंबा व्रण दिखायी देता है। यह पूरी कृति एक घंटे से कम समय में होती है। ज्यादातर हृदयविकार तज्ज्ञ और हृदयशस्वचिकित्सक ये दोनों मिलकर यह छोटी सी शस्त्रक्रिया करते है। रुग्ण की उम्र, उसकी गतिविधियाँ उसका दोष, उसकी आर्थिक स्थिती और बाते देखकर कौन सा कृत्रिम पेसमेकर बिठाना ऊचित है यह बात देखी जाती है।

१) पेसमेकर जहाँ बिठा दिया है वहाँ की जख्म पूर्णतः भर आनेतक उसकी सावधानी बरतनी चाहिए। जख्म में अगर पानी या पीब हो तो तुरंत डॉक्टर से मिलना चाहिए। उसमें अगर जंतुओं का प्रादुर्भाव हो तो अविलंब शल्यचिकित्सक का मार्गदर्शन लेना उचित है।

२) नियमित पुनःपरीक्षण के लिए हृदयविकारतज्ज्ञ को मिलना श्रेयस्कर है। वहाँ पेसमेकर का विद्युतप्रवाह, हृदयस्पंदन, पेसमेकर की बॅटरी की आयु आदि की दृष्टी से जाँच की जाती है। पेसमेकर के कार्य की भी जाँच की जाती है, उसी सय ई.सी.जी., रक्तचाप, स्ट्रेस टेस्ट आदि का परीक्षण किया जाता है।

३) पेसमेकर का परिचयपत्र हमेशा अपने पास रखें। इसमें पेसमेकर का नाम, उसका मॉडेल - उसकी कार्यशक्ति आदि की जानकारी और कितनी गति पर पेसमेकर का प्रोग्रॅम किया है उसके बारे में सबकुछ ज्ञात होता है।

४) कुछ विशिष्ठ प्रकार के यंत्रों में से चुंबकीय लहरें निर्माण होती है। उससे पेसमेकर के कार्य में रूकावट आ सकती है। कभी पेसमेकर निष्क्रिय हो सकता है। ऐसे यंत्रों से दूर रहे। कुछ यंत्र पूर्णतः धोखादायी नहीं है फिर भी उनके अलगाव रखे। जिन यंत्रों के कारण पेसमेकर निष्क्रीय होकर जीवन के लिए धोखा हो सकता है। ऐसे यंत्रों की सूची इसप्कार है।

अ) एम.आर.आय. स्कॅन, ब) सर्जिकल डायथर्मी, क) हड्डियों की दर्द के समय उपयुक्त शॉर्टवेव्ह डायथर्मी, ड) ज्यादा व्होल्ट के ट्रान्सफॉर्मर, इ) बडी कार्यशक्ति का लोहचुंबक, ई) मोबाईल या सेल्युलर दूरभाष। इन्हें पेसमेकर की बाजू के विपरीत कान से सुने, इससे खतरा कम होता है। फ) एअरपोर्ट पर 'मेटल डिटेक्टर' के बीच में से नहीं जाना चाहिए। अपना परिचयपत्र दिखाकर दूर रहे। ग) बडा स्टिरिओ, ध्वनिवर्धक से दूर रहें।

रोजमर्रा के जीवन में प्रयुक्त संगणक, हेअर ड्रायर, रोवर मायक्रोवेव्ह ओव्हन, कॉर्डलेस फोन, इलेक्ट्रिकल ब्लॅकेट्स, व्ही.सी.आर., एफ.एम. रेडिओ, व्हॅक्युम क्लिनर इन यंत्रों से कुछ खतरा नहीं है। हृदय का एकाध स्पंदन आगे पीछे जा सकता है लेकिन कुछ तकलीफ होने से इन यंत्रों से दूर रहें।

५) प्रत्येक मरीज को चाहिए कि वह अपनी नाडी का स्पंदन हररोज एक मिनट तक गिने / इस में प्रोग्राम किये हुए स्पंदनों की संख्या की अपेक्षा पाँच या ज्यादा या कम स्पंदन हो तो तत्काल हृदयरोगतज्ज्ञ को मिले ।

६) पेसमेकर बिठाने के बाद निम्नलिखित आपत्तियाँ उत्पन्न हो तो जल्द ही हृदयरोग विशेषज्ञ के पास जाए। अ) साँस फूलना, ब) सर चकरना, क) छाती के स्नायु में सतत आकुंचन होना, ड) छाती में धडकन, इ) पाँव पर सूजन, फ) छाती में दर्द शुरू होना । कम से कम पाँच साल और ज्यादा से ज्यादा दस साल तक औसतन सारे पेसमेकर काम करते हैं । डिमांड पेसमेकर की बॅटरी कितने दिनोंतक चलेगी इसका अंदाजा उसका इस्तेमाल करनेपर अवलंबित रहता है। पेसमेकर की सारी बॅटरियाँ पेसमेकर में ही बिठा दी जाती है। इसलिए हर पाँच दस वर्षों के बाद पेसमेकर निकालकर दूसरा डालना जरूरी है। आगे की हृदय की तार बदलने की जरूरत नहीं होती। अनेक पेसमेकर को लाईफ टाईम वॉरन्टी रहती है, उससे अगले पेसमेकर का खर्च बचता है।

पेसमेकर के रुग्ण की थोडे हि दिनों बाद यदि मृत्यु होती है तो उस पेसमेकर को निकालकर निर्जंतुक कर किसी दूसरे मरीज के लिए वह उपयोग में लाया जा सकता है। पेसमेकरवाले रुग्ण के मौत के बाद उसे दहन करने से पहले पेसमेकर निकालना आवश्यक है। नहीं तो उसका स्फोट होने का खतरा है।

डॉ. विल्यम ग्रेटबँच ने सन १९५० में दुनिया में पहला पेसमेकर शरीर में बिठाया था । अनंतर पिछले पचास वर्षों में अनेक सुधार हो गये । बहुत बड़े आकार के पेसमेकर की जगह अभी बिलकुल छोटी डिब्बी ने ली है। और उसमें मरीज की पूरी आयु सुरक्षित रखी गयी है।

जिस प्रकार व्यवसाय के लिए जनरेटर की पर्यायी व्यवस्था आवश्यक है। उसी प्रकार वैज्ञानिकोंने कृत्रिम पेसमेकर का पर्यायी जनरेटर खोजकर मानव को वरदान दिया है। अन्यथा अति होशियार अनुभवी सिनियर सिटिझन, जिसे हम देश की संपत्ति मानते हैं , उसे हम असामयिक रूप से हाथ धो बैठते ।

# ३२. हृदयशल्यक्रिया के लिए आवश्यक संज्ञाहरणतंत्र

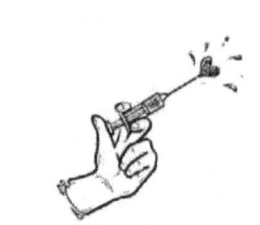

चित्र सौजन्य : सी.डी.डी.२० , पिक्साबे

हृदयशल्यक्रिया के लिए आवश्यक 'संज्ञाहरण' यह एक अलग विज्ञान अब विकसित हुआ है। एम बी बी एस के बाद तीन वर्षोंतक अभ्यास करने के बाद एम डी अनेस्थेशिया उपाधि प्राप्त होती है। इसके आगे केवल हृदयशल्यक्रिया के लिए दी जाने वाली संज्ञाहरण यह एक विकसित तकनीक की शाखा होती है। (सुपर स्पेशेलिटी)

बीसवी सदी में बाल्यावस्था का एक विधानसंबंधी सिद्धान्त याने हृदयशल्यतंत्र विविध अंगों से विकसित हुआ है। यह विकास सज्ञाहरणशास्त्र के सहयोग के बिना असंभव था। इसके लिए आवश्यक मूलभूत तत्व भी सर्वसाधारण संज्ञाहरणशास्त्र जैसी है। फिर भी मरीज की बीमारी का प्रकार और उसका हृदयपर और रुधिराभिसरण पर होनेवाला परिणाम ध्यान में लेकर विविध प्रकार की दवाओं की आवश्यकता होती है। मरीज पहले से जो दवा लेता रहता था उसी के आधार पर संज्ञाहरण के लिए दी जानेवाला दवाइयों का एक दूसरे पर होनेवाले परिणामों का और प्रतिक्रियाओं का विचार करना पडता है। छोटी उम्र के मरीज पर की गयी शस्त्रक्रिया जिस प्रकार चुनौतीभरी रहती है वैसे संज्ञाहरण कार्य भी जटिल और पेचिदा रहता है। थोडे में मरीज का जीव बचाने के उद्देश से अनेक बातों में मन की एकाग्रता रखकर सावधानी से नाडी और

रक्तदाब की ओर ध्यान देनेवाला, विशेष अवसरपर सर्जन की तुलना में ज्यादा महत्वपूर्ण काम करने वाला पर्दे के पीछे का, सामान्य लोगों से दूर रहनेवाला यह तकनीशियन होता है।

हृदयशस्त्रक्रिया के लिए संज्ञाहरण करनेके लिए मरीज की तीन चार दिनों के पहले से ही जाँच पडताल आवश्यक है। इस समय में रुग्ण का हृदयविकार और अन्य विकारों का अभ्यास करना पडता है। मधुमेह, उच्चदाब, ॲलर्जी, अस्थमा, अपस्मार और छाती के विकार आदि अन्य विकारोंपर विचार करना पडता है। फेफडे की क्षमता देखी जाती है। दांत, कान, नासिका, श्वासनलिका इनमें कहीं जंतुबाधा तो नहीं, यह देखना पडता है। इन सारी बातों के आधार पर मरीज को प्रमुख संज्ञाहरण के पहले दी गयी निद्रा की दवा का प्रमाण निश्चित करना पडता है। जिससे रुग्ण की चिंता कम होकर उसके हृदयपर दबाव कम हो।

प्रत्यक्ष संज्ञाहरण के पहले मरीज का रक्तदाब, हृदय के कोष्ठों का दाब आदि की जानकारी का आलेख सामने रखकर रक्तवाहिनियों में छोटी नलिकाएँ डालकर उसे बडे मशीन को जोडने का काम करना आवश्यक होता है। साथ -साथ कार्डिओग्रॅम सतत देखना पडता है।

संज्ञाहरणशास्त्र में विविध प्रकार की औषधयोजना होती है। मरीज को निद्रावश करने के लिए, शैथिलीकरण के लिए विस्मारक और वेदनाशामक द्रव्यों का उपयोग किया जाता है।

'ओपन हार्ट सर्जरी' में हेपॅरीन नामक दवा देकर रक्त गाढा बनाने की प्रक्रिया रोक दी जाती है। हृदय बंद रखना पडता है। हृदय और फुफ्फुस का काम 'हार्टलंग मशीन' करता रहता है। मरीज का तापमान जानबूझकर कम कर दिया जाता है। जिससे सर्व अवयवों के लिए प्राणवायु की आवश्यकता कम होगी । 'हार्ट लंग मशीन' चलानेवाला एक तकनिशियन रहता है। उसे 'संजीवनशास्त्रज्ञ' कहा जाता है। संज्ञाहरण जैसा उसका भी कार्य महत्वपूर्ण रहता है । कुछ समय तक मरीज का जीना उसी के हाथ में रहता है। शल्यक्रिया पूर्ण होने का समय आने पर मरीज का तापमान बढाया जाता है। हार्ट लंग मशीन बंद करके हृदय और फेफडे का कार्य पूर्ववत शुरू कर दिया जाता है। संपूर्ण समय श्वासयंत्र की सहायता से होता है। उसके लिए मरीज की श्वासनलिका में एक नली डाली जाती है। ऑपरेशन के बाद की सावधानता भी उतनी ही महत्वपूर्ण रहती है।

हृदय और फेफडे को आराम देने के लिए कृत्रिम श्वसनयंत्र () चलता रहता है। वेदना कम करने वाली दवाइयाँ दी जाती है। हृदयाभिसरण, तापमान, वृक्क और मस्तिष्क का कार्य ध्यान में लेकर कृत्रिम श्वसन धीरे- धीरे कम करके बंद किया जाता है। श्वासनलिका में डाली हुई नली निकाली जाती है। उसके बाद मरीज बोल सकता है। मरीज को ४८ से ७२ घंटों तक अतिदक्षता विभाग में रखा जाता है। यहाँ की परिचारिकाएँ और कर्मचारी भी निपुण होते हैं ।

ज्ञान, प्रयत्न और काल की करामात का सुंदर मिलाप याने आज की हृदयशल्यक्रिया ।

मरीज का हृदय बंद कर उसे दुबारा चालू करने का अजीब चमत्कार याने उसका मानो दूसरा जन्म उसके लिए भिन्न भिन्न तज्ज्ञों की टीम और एक साथ मिलकर किया हुआ उनका महान कार्य प्रत्येक ओपन हार्ट के लिए किया हुआ मानो एक यज्ञ ही है। संज्ञाहरण तज्ज्ञ हृदयशल्यक्रिया के पहले की हुई जाँच से बाद में अतिदक्षता विभाग से मरीज को बाहर ले आनेतक के कार्य में इस यज्ञ में काम करता है।

यह एकमेव यज्ञ है, जिसमें वॉर्डबॉय से प्रमुख हार्ट सर्जन तक के सारे लोगों का महत्व अमूल्य है।

# ३३. हृदयशल्य चिकित्सागृह

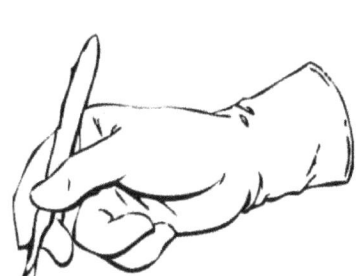

चित्र सौजन्य : क्लकर फ्री वेक्टर , पिक्साबे

'ऑपरेशन थिएटर' यही शब्द सुनते ही किसी के भी मन में डर पैदा होता है। 'हृदयशस्त्रक्रिया गृह' शब्द सुनते ही तो सामान्य मनुष्य भी रोमांचित होता है। साथ - साथ थोडा कुतुहल भी रहता है। ऐसे भी कई है जिन्होंने कभी हृदयशस्त्रक्रियागृह में प्रवेश नहीं किया है।

जीवन - मरण का अंतिम निर्णय जहाँ होता है ऐसा यह एक अद्भुत और

अद्वितीय स्थान है । ऐसा कहना इसके बारे में ठीक होगा । हृदयशस्त्रक्रियागृह अद्ययावत यंत्रसामग्री से सुसज्ज होता है। इसका वातानुकूलित रहना अति आवश्यक है । साफ और ठंड साथ - साथ जंतुविरहित हवा इसकी विशेषता रहती है। इसकी दीवारे गहरे हरे या आस्मानी नीले रंग की होती है। कुछ स्थान पर न चमचमता स्टेनलेस स्टील का उपयोग दीवारों के लिए किया जाना संभवनीय होता है। अतिदक्षता विभाग का दरवाजा बडा रहना हितकारी है। शल्यचिकित्सागृह में प्रकाशयोजना खूब महत्वपूर्ण मानी जाती है। यहाँ के तापमान पर प्रकाश का असर नहीं होता । शस्त्रक्रिया की प्राथमिक तैयारी के बाद रुग्ण को लाया जाता है। रिमोट कंट्रोल की सहायता से चारो ओर हिलने की सुविधा प्राप्त शस्त्रक्रीया का मेज प्रकाशित दीपों के नीचे रखाया जाता है। रुग्ण की दाहिनी ओर हृदयशल्यचिकित्सक और परिचारिकाएँ होती है। संज्ञाहरण तंत्रज्ञ और उसके सहकारी सिर की ओर रुग्ण के बाँये ओर परफ्यूजनिस्ट याने हृदय फुफ्फुस यंत्र के तंत्रज्ञ होते है।

सभी उपकरण ठीक तरह से रखनेयुक्त ट्रॉलीपर रखे जाते है। टी.व्ही. जैसे दो पर्देवाला एक यंत्र रहता है उसके एक पर्दे पर रुग्ण की तबीयत के बारे में पूरी जानकारी रंगबिरंगी अंकोद्वारा लिखी जाती है। इससे रुग्ण का विद्युतस्पंदन का आलेख, रक्तदाब, हृदय केकोष्ठों का दाब, रुग्ण के शरीर का तापमान, उसके श्वास का आलेख आदि की जानकारी मिलती है। सभी दवाएँ सिरींज पंप्स से ही दी जाती है। इसलिए ये सर्व पंप्स एक पर एक इस पद्धति से एक सलाईन के स्टैंड पर लगाये रहते है।

संज्ञाहरणतंत्रज्ञ रुग्ण को चेतनाशून्य का यंत्र रुग्ण के सिर की ओर होता है। उसके पास श्वासप्रश्वास यंत्र भी रहता है। संज्ञाहिन बनने के लिए जो वायु और दवाएँ उपयोग में लायी जाती है। उन्हें ठीक तरह से मापन करके ही दी जाती है। यह बडी कुशलता से करना पडता है। रुग्ण की बाईं ओर होता है हृदय फुफ्फुस यंत्र। जब हृदय बंद किया जाता है तब हृदय और फुफ्फुस का काम इसी यंत्रद्वारा रहता है। यह सच्चे अर्थ से हृदय एक पर्यायी कृत्रिम हृदय ही है। रुग्ण के दाहिने पाँव के पास शस्त्रक्रिया के लिए आवश्यक औजार रहती है। शल्यचिकित्सक को हथियार निष्णात परिचारिका देती रहती है। उसकी मद्द के लिए अन्य परिचारिकाएँ और शस्त्रक्रियागृह के मददगार किसी सेवा के लिए हाजिर रहते हैं। सभी लोग अपने अपने स्थानपर अपना -अपना काम मन लगाकर करते रहते हैं। किसी क्रिकेट के टीम जैसे ये लोग शस्त्रक्रियागृह में होते हैं।

हृदयशस्त्रक्रियागृह का वातावरण खूब धीरगंभीर होगा ऐसा सर्वसाधारण लोगों का समझ रहता है। वस्तुतः यहाँ का वातावरण अनेक बार हँसता खेलता ही रहता है। अपनापन एक दूसरे को मद्द करने की प्रवृत्ति और अपने काम के प्रति अतिदक्षता का पालन ये सब लोग करते हैं।

प्रमुख हृदयशल्यचिकित्सक को किसी चित्रपट के निर्देशक के समान अपनी कारीगरी जताना आवश्यक होता है। यह निर्देशक मिलनसार और खुले दिल का हो तो पूरा वातावरण प्रसन्न रहता है। किसी का भी मानसिक संतुलन बिगड न जाए इस बात की दक्षता सतत शल्यचिकित्सक को लेनी पडती है। हर एक को अपने घर की समस्याएँ या बाधाएँ घर में ही रखकर यहाँ आना पडता है। उसका परिणाम यहाँ काम पर न हो इस पर ध्यान दिया जाता है। सब की कारीगरी पर ही रुग्ण की आयु और उसका परिवार अवलंबित है। इस बात का ध्यान सब लोग रखते है। यहाँ कोई हलका फुलका विनोद करता है। कुछ स्थान पर धीमी आवाज में शास्त्रोक्त गान की रेकॉर्ड भी बजायी जाती है। संक्षेप में कहे तो अपना मानसिक तनाव बढने न देने का प्रयत्न हमेशा होता रहता है। ऐसे तनावमुक्त वातावरण में सब का काम उत्कृष्ठ होता है। जिससे किसी लंबी चौडी शस्त्रक्रिया के बाद थकावट महसूस नहीं होती। यहाँ से रूग्ण जल्द से

जल्द अच्छा होकर घर जाए यही एकमेव उद्दिष्ठ हर एक के मन में रहता है और इसी में ही सब का समाधान, यश, प्रगति अवलंबित रहती है।

इसी प्रकार के सुसज्ज हृदयशस्त्रक्रियागृह किसी रुग्णालय में प्रस्थापित करने के लिए आवश्यक खर्च कुछ कोटि में भी होता है। इसी प्रकार के शस्त्रक्रियागृह अनेक अस्पतालों को बनाना संभव होता, साथ- साथ उसमें काम करने के लिए आवश्यक जो कर्मचारी वर्ग है उनकी तनख्वाह का खर्चा बडा होता है। इस प्रकार की समस्या सुलझाने के इरादे से दक्षिण भारत के कुछ शल्यचिकित्सकोंने मोबाईल कार्डियाक ऑपरेशन थिएटर का प्रयोग किया। इसमें एक बडी छ पहियों की ट्रक में एक सुंदर शानदार आवश्यक यंत्रसामग्री से युक्त ऐसा शस्त्रक्रियागृह बनवाया। यह चलता फिरता ऑपरेशन थिएटर शहर के बाहर स्थित देहातों में स्थित सुसज्ज अस्पतालों के आँगन में ले लिया गया। परदेश में मुसाफिरवालों के लिए जाने वाली मोबाईल लिव्हिंग रूम अर्थात कॅरॅव्हॅन जैसी यह संकल्पना है। गाँव के अस्पताल से पानी का संचय और विद्युतप्रवाह की पूर्ति की जाती है। शस्त्रक्रिया के बाद रुग्ण को उसी अस्पताल के अतिदक्षता विभाग में रखा जाता है। शस्त्रक्रिया के लिए आवश्यक सभी तज्ज्ञ साथ रहते हैं । रुग्ण खतरे से बाहर आने के बाद यही टीम आगे दूसरे गाँव में जाती है। हृदय शस्त्रक्रिया के बढते यश के कारण यही संकल्पना कम खर्च की और रुग्णों के लिए सुविधाजनक होने के कारण शहर के बाहर के अस्पतालों के तज्ज्ञों को आकर्षक और अपने देश में लोकप्रिय होगी ऐसा अनुमान किया जाता है। किसी देवस्थान जैसी हृदयशस्त्रक्रियागृह की पवित्रता रहती है। सभी लोग शूचिर्भूत होकर कुछ स्थानोंपर तो स्नान करके ही इस गृह में प्रवेश करते है। अंदर का वातावरण शांत, निरामय, आनंदी और उत्साहित होता है। हृदयशल्यचिकित्सक को रुग्ण के रिश्तेदार या मित्र सचमुच परमेश्वर मानते है। फिर भी अनेक हृदयशल्यचिकित्सक परमेश्वर का निरंतर मनन करते हैं । शस्त्रक्रिया करते समय हर एक के मन में एक निःस्वार्थता की वृत्ती रहती है। हम केवल एक निमित्त है, एक माध्यम है और वही ईश्वर सबकुछ करनेवाला और करवानेवाला है। यही सदभावना अनेकों के अंतर्मन में होती है। प्रत्येक हृदयशस्त्रक्रिया यह एक महापूजा होती है और हर एक हृदयशस्त्रक्रियागृह यह एक मंदिर होता है।

# ३४. हृदयशल्यक्रिया और यंत्रसामग्री

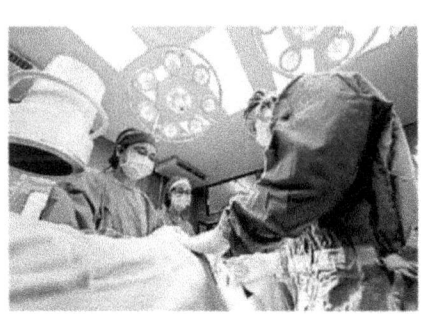

*चित्र सौजन्य : ससिंत , पिक्साबे*

हृदयशल्यचिकित्सा का यश शल्यचिकित्सक, मरीज और शस्त्रक्रिया के लिए आवश्यक और महत्वपूर्ण यंत्रसामग्रीपर अवलंबित रहता है। इस शस्त्रक्रिया के लिए अनेक प्रकार के उपकरणओं का उपयोग किया जाता है।

रिमोट कंट्रोल की सहायता से हिलने वाले एक ऑपरेशन टेबलपर एक 'थर्म ब्लॅकेट' होता है। उसी टेबलपर मरीज को लिटाया जाता है। शस्त्रक्रिया के समय ऑपरेशन टेबल की ऊँचाई और बाजू अपनी सुविधा के अनुसार बदल दी जाती है। ब्लॅकेट की सहायता से मरीज का तापमान कम या ज्यादा किया जा सकता है। शस्त्रक्रियागृह में उत्कृष्ट एअरकंडिशनिंग की आवश्यकता होती है। इससे शस्त्रक्रियागृह का तापमान सुखकारक हो सकता है। यहाँ खुली हवा का रहना भी जरूरी बात समझी जाती है। नहीं तो जंतुओं का प्रादुर्भाव हो सकता है। शस्त्रक्रियागृह जंतुनाशक वायु, दवा, और अल्ट्राव्हायलेट लाईट का उपयोग करके उसे निर्जंतुक किया हुआ रहता है।

मरीज को सचेत अवस्था में ही शस्त्रक्रियागृह में ले जाया करते है। पहले उसी की छाती पर ई.सी.जी. के बटन लगाये जाते है। जिससे एक पर्देपर हृदयस्पंदालेक (कार्डियोग्राम) सतत निरंतर दिखाई दे। उसके बाद हाथ की और गर्दन की अशुद्ध रक्तवाहिकायों में प्लैस्टिक की नलियाँ डाली जाती है। जिस में से दवा, सलाइन और रक्त दिया जा सकता है। उसके साथ हृदय के

दाहिने कोष्ठ के रक्तदाब की भी नापतौल की जा सकती है। अनंतर हम नाडी परीक्षा जहाँ से करते है वहाँ हाथ की रेडियल नामक शुद्ध रक्तवाहिनी में भी एक प्लैस्टिक नली डाली जाती है । जिससे शरीर का रक्तदाब भी पर्दे पर दिखाया जाता है। मरीज का तापमान देखने के लिए तापमानमापक नलियाँ नासिका और गुदद्वार में डाली जाती है। ये सब संबंधित बातें एक मल्टिचॅनल मॉनिटरपर स्पष्ट दिख पडती है। मरीज को बेहोश करने के बाद उसकी श्वासनलिका में एक नली डालकर उसे श्वसनकार्य करनेवाले यंत्र को जोड दी जाती है। उसे ॲनस्थेशिया मशीन कहा जाता है। इसी यंत्रद्वारा अचेत करने की वायु दी जाती है। एक लंबी नलिका अन्ननलिका में डाली जाती है, जिन में से पेट में रहा पानी और वायु बाहर निकाला जाता है। एक पेशाब नली (कॅथेटर) मूत्रत्यागकेंद्र में डालकर पेशाब की मात्रा हर घंटे गिनी जाती है।

मरीज पर शस्त्रक्रिया करने की जगह निर्जंतुक करने के बाद उरोस्थि नामक छाती की हड्डी इलेक्ट्रिक सॉ द्वारा काट दी जाती है। अनंतर 'सर्वोकंट्रल्ड सर्जिकल डायथर्मी' नामक यंत्र की मद्द से छोटी छोटी रक्तवाहिनियाँ सुलगाकर रक्तस्राव बंद किया जाता है। इस यंत्र का अत्यंत महत्वपूर्ण उपयोग यही है कि बायपास के लिए निकाली जानेवाली शुद्ध रक्तवाहिनियाँ रक्तस्राव न होते हुए प्राप्त की जाती है। छाती खोलने के बाद हृदय प्लॅस्टिक नली की सहायता से कृत्रिम श्वासोश्वास करनेवाले फुफ्फुस को याने ऑक्सिजनेटर को और हृदय का कार्य करनेवाला हार्ट लंग मशीन को जोडा जाता है।

हृदय बंद करके उसपर शस्त्रक्रिया चलनेतक हृदय का और फुफ्फुस का कार्य यही मशीन करता है। इस मशीन को जोडी गयी सब यंत्रसामग्री एक ही बार उपयोग में लायी जाती है और बाद में फेंक देना पडता है। शस्त्रक्रिया के समय इकट्ठा हुआ रक्त मशीन द्वारा सोखकर वापर भेज दिया जाता है।

हार्ट लंग मशीन का उपयोग न करते हुए भी गयी बायपास सर्जरी में हृदय स्थिर करनेवाले उपकरण का (स्टॅबिलायझिंग डिव्हायसेस) उपयोग करना पडता है शस्त्रक्रिया के लिए आवश्यक भिन्न भिन्न प्रकार के सिलाई के साधन (जैसे टाके, सुइयाँ, क्लिप, तार, पेसिंग वायर्स इ.) भिन्न भिन्न आकार के और घनता के होते है। बायपास सर्जरी के लिए आवश्यक टाके बालों की चौडाई के आकार के सूक्ष्म होते है। यह नाजूक सिलाई का काम और जोडकाम करने के लिए शल्यचिकित्सक दुर्बिणयुक्त चष्मे का उपयोग करते हैं , जिसके द्वारा सूक्ष्म रक्तवाहिनियाँ तीन या चार गुना बडी दिखाई देती है। सिलाई काम काटने का काम, खींचतान आदि करने के लिए आवश्यक हथियार भिन्न भिन्न धातुओं के भिन्न भिन्न आकार के और कार्यक्षमता के होते हैं।

कपाटिकाओं पर (Valves) शस्त्रक्रिया करने के लिए भिन्न -भिन्न कृत्रिम वाल्वों की आवश्यकता होती है। कुछ कपाटिकाएँ प्राणियों के हृदय से तो कुछ धातुओ की बनायी जाती है। शस्त्रक्रिया के बाद हृदय की गति कम रही दिखाई दे तो उसे बढाने के बाद कृत्रिम पेसमेकर की आवश्यकता रहती है।

हृदय में महत्वपूर्ण दवाइयाँ किसी विशिष्ट नियंत्रित गति से देने के लिए 'सिरींज पंप्स' नामक प्रयोजनसंबंधी सामान जरूरी होता है। रक्तदाब की वृद्धि के लिए महँगी लेकिन जीवनावश्यक 'बलून पंप्स' या ॲसिस्ट डिव्हायसेस का उपयोग होता है । हृदयशल्यक्रिया के समय बिजली का संचय संभरण होना अत्यंत आवश्यक बात है। शस्त्रक्रियागृह की विद्युत प्रकाश योजना उत्तम रहना अपरिहार्य है। कोल्ड लाईटस के उपयोग से हृदय के आसपास और शस्त्रक्रियागृह का तापमान अधिक नहीं होता । शस्त्रक्रिया करने के समय में रक्त में प्राणवायु की मात्रा, लाल पेशियों की संख्या और पोटॅशियम नामक क्षार की मात्रा बार -बार देखनी पडती है। उसके लिए आवश्यक उपकरण शस्त्रक्रियागृह के आसपास और चौबीस घंटोतक उपलब्ध होना मुनासिब होता है। अतिदक्षता विभाग में मरीज को ले आने के बाद श्वासोश्वास का यंत्र शुरू करना पडता है। हृदय के भिन्न भिन्न कोष्ठों के बीच का रक्तदाब हृदयलेख (कार्डियोग्राम) तापमान टिव्ही जैसे परदेपर दिखाई देता है।

अपने देशमें निपुण शल्यचिकित्सक है लेकिन समस्या होती है महँगी यंत्रसामग्री का । शस्त्रक्रिया के लिए आवश्यक नब्बे प्रतिशत उपकरण यंत्रसामग्री तो डिस्पोझेबल्स और कपाटिकाएँ (Valves) विदेशी बनावट की होती है और उन्हें आयात करवाना पडता है। वही अपने यहाँ नहीं बनती यह दुर्भाग्य की बात है। हृदयशस्त्रक्रिया का बडा खर्च अपने देश में कम करना हो और विदेशी मुद्रा की बचत करनी हो तो युवा, कार्यक्षम इंजीनिअर्स, डॉक्टर्स और उद्योजकों को एक साथ मिलकर भारतीय बनावटी के उत्तम उपकरण तैयार करने चाहिए। ऐसा होने से यह शस्त्रक्रिया सामान्य गरीब जनता को उचित जान पडेगी। अन्यथा शस्त्रक्रिया के लिए आर्थिक मदद की कितनी ही योजनाएँ हो वे कम ही कम होंगी।

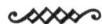

# ३५. संज्ञाहरणतंत्रज्ञ और परफ्युजनिस्ट

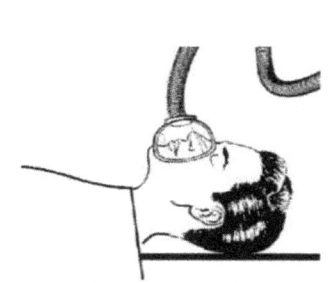

चित्र सौजन्य : तुमिसु, पिक्साबे

हृदयशल्यचिकित्सक के साथ साथ महत्वपूर्ण काम करनेवाले होते है संज्ञाहरणतंत्रज्ञ और परफ्युजनिस्ट! हृदय की शस्त्रक्रिया के लिए संज्ञाहरणतंत्रज्ञ होने के लिए भारी अनुभव की आवश्यकता होती है। आजकल 'एम.डी.' या डी.एन.बी. (अनेस्थेशिया) इस उपाधि के बाद अपने देश में या विदेश में हृदयशल्यक्रिया के प्रस्थापित केंद्र में कुछ वर्षों तक काम करने के बाद यह अनुभव आता है। अभी तक तो अपने देश में इसके लिए अलग उपाधि उपलब्ध नहीं है. सच देखा जाय तो अनेस्थेसिओलॉजिस्ट को हृदयशल्यचिकित्सक की तुलना में बहुत बार ज्यादा समय तक काम करना पडता है, लेकिन इसका एहसास मरीज और रिश्तेदारों को बिलकुल नहीं होती है। मरीज को बेहोश करने वाला क्लोरोफॉर्म का डॉक्टर इस प्रकार उनका उल्लेख किया जाता है। अब इस स्थिति में बदलाव हुआ है। संज्ञाहरण करनेवाले तंत्र का शास्त्र पूरा विकसित हुआ है। संज्ञाहरण करने वाले तंत्रज्ञ को 'कार्डियक अनेस्थेसिऑलॉजिस्ट' कहा जाता है।

इन तंत्रज्ञों को हृदयशल्यक्रिया के अतिरिक्त अँजिओग्राफी और शस्त्रक्रिया छोडकर अन्य उपचारपद्धतियों के समय भी काम की जिम्मेदारी उठानी पडती है। साथ -साथ अनेक केंद्रों में शस्त्रक्रिया के बाद के कामों का कार्यभार इन तंत्रज्ञों पर सौंप दिया जाता है। मरीज को अचेतन करने से पहले भी मरीज की ठीक तरह से जाँच करनी पडती है। मरीज की प्रकृति के अनुसार शस्त्रक्रिया करने से पहले दिये जाने वाले औषधोपचार की योजना करनी पडती है। संज्ञाहरणकार्य के लिए रुग्ण की पात्रता निश्चित करना आवश्यक रहता है। उसके दाँत ढीले तो नहीं हैं ह,

श्वासनलिका में नली डालने में कुछ कठिनाई तो नहीं है, शरीर में कही जंतुओं का प्रादुर्भाव तो नहीं है, हृदय और फेफडे की कार्यक्षमता कैसी है, मधुमेह और रक्तदाब की मात्रा ज्यादा तो नहीं है, मरीज को किसी दवा का विपरीत परिणाम या कुछ अस्वास्थ्यकर बात तो नहीं है, रक्त की और रक्त के घटकों की पूर्वतैयारी हुई है या नहीं, मरीज की मानसिक स्थिती अनुकूल है या नही, शस्त्रक्रिया की पूर्ण जानकारी लेकर मरीज और उसके रिश्तेदारों ने संमति दी है या नहीं आदि अनेक बाते बारीकी से देखनी पडती है। संज्ञाहरणतंत्रज्ञ शल्यचिकित्सक के पहले शल्यक्रियागृह में हाजिर रहता है। संज्ञाहरण की सब दवाइयाँ, हृदय के लिए आवश्यक औषधियाँ, उसके लिए आवश्यक सभी उपकरण और हृदय के कार्य की नापतौल, गिनति, सर्व प्रकार के यंत्र जाँचकर तैयार रखना आदि काम वह देखता है। मरीज शस्त्रक्रियागृह में आने के बाद विद्युतस्पंदन आलेख जोडा जाता है, हृदय के कोष्ठों का दाब देखने के लिए और दवा देने के लिए कुछ विशेष प्रकार की नलियाँ गर्दन या जाँघ की रक्तवाहिनी में से डाल दी जाती है। उसके साथ शरीर का रक्तदाब देखने के लिए शुद्ध रक्तवाहिनी में प्लॅस्टिक की सूइयाँ डालकर उन्हें एक टी. व्ही. जैसे पर्दे को जोडा जाता है। रुग्ण का शारीरिक तापमान, श्वासोश्वास की गति, रक्त में प्राणवायु की मात्रा और कार्बनडाईऑक्साइड वायु का प्रमाण महत्वपूर्ण बातों को 'ईगल्स आय' की दृष्टि से देखना पडता है। मरीज की श्वासनलिका में एक प्लॅस्टिक की नली सरकाकर उसे श्वासोश्वास के कृत्रिम यंत्र में जोड दी जाती है। भिन्न-भिन्न औषधियाँ पंप्स की मद्द से हल्के से दी जाती है। हृदय की कार्यक्षमता लगातार देखने के लिए नये -नये उपकरण उपलब्ध हैं । आजकल 'नॉन इन्व्हेसिव्ह कार्डियक आऊटपूट मॉनिटरिंग' उपकरण का कुछ स्थानों पर उपयोग किया जाता है। इन सब बातों के अतिरिक्त कृत्रिम हृदय फुफ्फुस तंत्रज्ञ (परफ्युजनिष्ट) को हृदय बंद होने की स्थिति में मार्गदर्शन करना पडता है। शल्यक्रिया खत्म होने के बाद भी अतिदक्षता विभाग में जाकर रुग्ण खुद कृत्रिम यंत्र के सिवा श्वासोच्छवास ले जाने तक इस तंत्रज्ञ का काम शुरू ही रहता है।

पहले भूल का तंत्र विकसित नहीं था। इसी दवा के कारण बेहोशी की वायु के कारण मिचली, कै आना, अस्वस्थता निर्माण होना आदि तकलीफ होती थी। लेकिन आजकल मरीज को कोमलता से उसे बिना जाने निद्रा के अधीन किया जाता है। और उतनी ही कुशलता से बेहोशी से बाहर लाना पडता है। अनेक अद्यतन उपकरणों की सहायता से और दवाइयों की उपलब्धता के कारण यह संभव होता है। संज्ञाहरणतंत्रज्ञ मरीज को अचेतन करनेवाली दवाओं के अतिरिक्त हृदय की अन्य औषधियों के उपचार की योजना में भी निपुण रहता है।

थोडे में कहा जाय तो वह शल्यक्रिया की अवधि में वह हृदयविकारतज्ज्ञ ही है। अपने पर सौंपे काम के अतिरिक्त उसे हृदयशल्यचिकित्सक का मन रखना पडता है। शल्यचिकित्सक को हमेशा जल्दी में शल्यक्रिया करने की सुरसुरी रहती है। कभी- कभी अत्यंत कठिन शल्यक्रिया का खतरा शल्यचिकित्सक स्वीकार करता है, उस समय संज्ञाहरणतंत्रज्ञ बहुमूल्य सलाह देने का कार्य करता है और शल्यचिकित्सक को ऐसी शल्यक्रिया करने से परावृत्त करता है। कभी -कभी शल्यक्रिया करते समय मरीज की स्थिती गंभीर हो तो रुग्ण के रिश्तेदारों के साथ बोलने का जनसंपर्क का काम भी उसे करना पडता है।

परफ्युजनिस्ट याने हृदय फुफ्फुस यंत्र चालित करनेवाला तंत्रज्ञ । बी.एस.सी. होने के बा दो साल का यह अभ्यासक्रम रहता है। हृदय बंद करके शल्यक्रिया करते समय शल्यचिकित्सक मरीज के हृदय का और फुफ्फुस का कार्य परफ्युजनिस्ट को सौंपता है। इस समय मरीज का जीव उसी के हाथ में रहता है। अत्यंत जिम्मेदारी का यह काम होता है। बडी सावधानी से पूरा ध्यान उस उपकरण की कार्यपद्धति पर देकर उसे आगे बढना पडता है। रक्त में स्थित प्राणवायु का प्रमाण, रक्तदाब, मूत्र की मात्रा आदि बातों पर उसे अपना ध्यान केंद्रित करना पडता है । परफ्युजनिस्ट उपाधि प्राप्त करने के बाद उसे अनुभवी तंत्रज्ञ के साथ कुछ वर्षोंतक अनुभव लेना पडता है। शल्यचिकित्सक और संज्ञाहरणतंत्रज्ञ इन दोनों का आत्मविश्वास उसे हासिल करना पडता है। यह तंत्रज्ञ भले ही डॉक्टर नहीं फिर भी कभी कभी डॉक्टर जैसा महत्वपूर्ण काम वह करता है। हृदयशल्यक्रिया की बढती हुई मात्रा के साथ इस पर्दे के पीछे के कलाकारों की कमी आजकल महसूस होती है।

# ३६. हृदयशस्त्रक्रिया: खर्चा

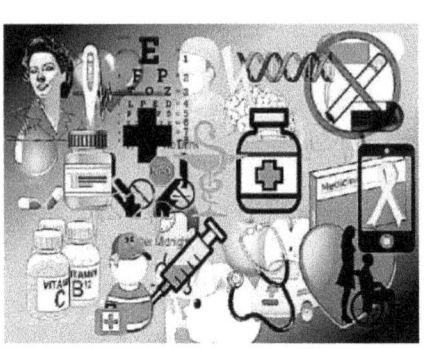

***चित्र सौजन्य : गेराल्ट , पिक्साबे***

'हृदयशस्त्रक्रिया' शब्द सुनते ही सर्वसामान्य लोगों की एक ही प्रतिक्रिया 'यह एक खर्चिली खतरनाक और कई बोतलें रक्त की आवश्यकता का ऑपरेशन' ऐसी होती है। लेकिन वस्तुस्थिति इसके बिलकुल विपरीत है।

हृदयशल्यक्रिया के लिए आवश्यक खर्च निम्नलिखित पाँच बातों में विभाजित होता है।

## १) तज्ज्ञ डॉक्टर का मेहनताना :

हृदय की शस्त्रक्रिया के लिए एक निष्णात हृदयशल्यचिकित्सक और उसके सहकारियों का संघ आवश्यक रहता है। एक प्रमुख हार्ट सर्जन एक प्रमुख संज्ञाहरणतज्ज्ञ (Anaesthetist) प्रत्येक का एक एक सहकारी, उसके साथ एक कार्डिओलॉजिस्ट, एक इंटेन्सिव्हिट, एक फिजिओथेरपिस्ट और कृत्रिम रक्तप्रवाह के लिए चलनेवाले हार्ट लंग मशीन का तंत्रज्ञ इन सब लोगों का मेहनताने का खर्च देना पडता है।

हृदयशस्त्रक्रिया अगर सरकारी अस्पताल में हुई तो ऊपर दिया हुआ मेहनताना नहीं देना पडता। वहाँ काम करने वाले उपरिनिर्दिष्ट लोग एक तो तनखा लेने वाले होते हैं या मानद होते हैं। लेकिन शस्त्रक्रिया निजी रुग्णालय में हो तो सारा खर्चा अनेक बातोंपर अवलंबित रहता है।

प्रमुखतः शल्यचिकित्सक की शिक्षा, उसका अनुभव, उसके यशस्वी शस्त्रक्रिया की मात्रा, आत्मविश्वास और उसका सामाजिक दृष्टिकोन इन बातों पर फीस की मात्रा निर्भर होती है। तज्ज्ञ अपना व्यावसायिक शुल्क कितना निर्धारण करता है, इसके बारे में कुछ नियमों की पाबंदी नहीं होती लेकिन मरीज की आर्थिक स्थिति, अस्पताल में क्लास का वर्गीकरण और हृदयशस्त्रक्रिया में हुई जटिलता या उलझन इन बातों पर अवलंबित होती है।

## २) रुग्णालय का खर्चा

इसमें अस्पताल का कमरा, या वार्ड, आयसीयु का भाडा, भिन्न भिन्न उपकरणओं का किराया, विविध जाँच पडताल और सबप्रकारों की अत्यावश्यक दवाएँ आदि का व्यय लिया जाता है। औषधियों में प्रमुखतः जंतुनाशक (अँटिबायोटिक्स) और हृदय का दाब नियमन करनेवाले इंजेक्शन जैसी महँगी और विदेशी दवाएँ होती है। उसी की कीमत देनी पडती है।

अन्य सुविधाओं में टेलिफोन, अँब्युलन्स का उपयोग, भोजन, चाय का दाम, रक्तपेढी का मूल्य आदि के बारे में खर्च देना पडता है। सरकारी अस्पताल में यह सब मुफ्त में मिलता है। लेकिन निजी अस्पताल में प्रायव्हेट, जनरल वार्ड, सेमी प्रायव्हेट या डिलक्स रूम आदि का वर्गीकरण के अनुसार दाम देना पडता है। भिन्न - भिन्न अस्पतालों में क्लास के आधार पर लगभग समान ही खर्चा देना पडता है।

## ३) डिस्पोजेबल्स और कपाटियों का मूल्य :

जगत में भारतीय शल्यचिकित्सकों का स्थान उनकी कुशलता और परिश्रम के बारे में सबसे अग्रणी है। विदेश में भी मशहूर हृदयशल्यचिकित्सक वहाँ बसे भारतीय ही है। लेकिन बदनसीबी यही है की शल्यक्रिया के लिए पूरी यंत्रसामग्री विदेश से आयात करनी पडती है। ओपन हार्ट सर्जरी के समय हृदयस्पंदन बंद करने के बाद मरीज को हार्टलंग मशीन के लिए प्लॅस्टीक के डिस्पोजेबल यंत्रसामग्री पर अवलंबित रहना पडता है। फुफ्फुस का रक्तशुद्धिकरण करने का कार्य एक प्लॅस्टीक का ऑक्सिजनेटर करता है । इस साहित्य की कीमत बहुत है और ये सब भाग शस्त्रक्रिया होने के बाद फेंक देते है। इसके बारे में काटछाट करना या कम दर्जे की यंत्रसामग्री लेकर काम निभाना जीवन के लिए धोखादायक बन सकता है। शस्त्रक्रिया के लिए नाजुक धागा, पेसमेकर वायर्स, स्टर्नल वायर्स, ड्रेन पाइप्स, टांके आदि का खर्च करना ही पडता है। यह खतरा उठाते हुए खर्च कैसे कम किया जाए इस बात पर शल्यचिकित्सक निरंतर प्रयत्न और अनुसंधान

करते हैं। हृदय में कौन सी कपाटियों का उपयोग करना उचित है, यह बात हृदय का आकारमान, रोग की मात्रा, रुग्ण की उम्र, लिंग, आर्थिक स्थिती आदि सारी बातों का विचार करके निश्चित करना पडता है। एक चकती की भारत में बनायी 'टी टी के श्रीचित्रा' नाम की एक ही कपाटिका आजकल उपयोग में लायी जाती है, यह गौरव की बात है किंतु बाकी प्रकार की कृत्रिम कपाटिकाएँ विदेश से आयात करनी पडती हैं। ये धातुओं से बनायी जाती है। या कुछ प्राणियों के हृदय से बनती हैं। एक कपाटिका का खर्च कम से कम अठारह हजार से साठ हजार रुपयों तक होता है।

## ४) रक्त का खर्चः

शस्त्रक्रिया के लिए आवश्यक ताजा रक्त और रक्त के घटक प्राप्त करने के लिए कीमत चुकानी पडती है। रक्त समूह की जाँच करना आदि के लिए खर्च का हिसाब लेना पडेगा, शस्त्रक्रिया किस प्रकार की है, मरीज के शरीर में लाल पेशियों का प्रमाण कितना है, और रक्त जम जाने में मद्द करनेवाली पेशियों की प्रक्रिया आदि बातों पर सब ही अवलंबित रहता है।

## ५) अन्य खर्च

हृदयशस्त्रक्रिया याने जीवनमृत्यु का खेल है। मरीज को मिलने आये हुए रिश्तेदार और मित्रों का भी उसमें समावेश है। कुछ हदतक उनका रहने का बंदोबस्त, भोजन उपलब्ध कराना, आने जाने का भी खर्च करना पडता है। साथ-साथ मरीज को शस्त्रक्रिया के बाद हफ्ताभर शहर में रहने का, उसके बाद घर ले जाने का खर्चा भी ध्यान में नहीं आता। लेकिन हिसाब में पकडना पडता है। मरीज की शस्त्रक्रिया के काल में नौकरी या व्यवसाय से दूर रहना पडता है। उसी से कुछ हदतक आर्थिक नुकसान होता है, यह तो होता ही है।

# ३७. शस्त्रक्रिया के लिए खर्च की उपाययोजना

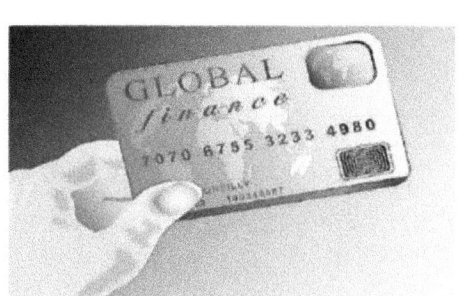

***चित्र सौजन्य : प्रॉनी , पिक्साबे***

जो रुग्ण खुद धनवान हो या किसी कंपनी का बडा अधिकारी हो अथवा सरकारी नौकर हो उसे शस्त्रक्रिया का आर्थिक बोझ उठाना कुछ महसूस नहीं होता । वह विदेश में जाकर या सरकारमान्य रुग्णालय में शस्त्रक्रिया करवा सकता है, जहाँ शासन अस्पताल का खर्च निभा सकता है। उसी प्रकार 'इ.एस.आय.एस.' सी.जी.एच.एस. के नौकर हृदयशस्त्रक्रिया मुफ्त में करवा लेते हैं ।

गरीब रुग्णों के लिए कुछ पर्याय नहीं इसलिए उन्हें सरकारी रुग्णालय का सहारा लेना पडता है। वहाँ शस्त्रक्रिया का खर्च कम रहता है और आर्थिक मद्द भी सरकारी या खाजगी संस्थाओंद्वारा उपलब्ध होती है। इसलिए गरीब रोगियों की यह शस्त्रक्रिया करीब -करीब मुफ्त में होती है।

बडा गहरा प्रश्न उपस्थित होता है उन मध्यमवर्गीय अल्पवित्त सफेदपोष लोगों का। उन्हें सरकारी रुग्णालय में जाना इष्ट नहीं लगता और बडे अस्पताल में जाने की उनकी आर्थिक ताकत नहीं होती। इसके सिवा किसी भी योजना में या सरकारी नौकरी में न होने के कारण उनकी हालत कठिन होती है। ऐसे समय पर रिश्तेदार या मित्रपरिवार भी उसे आसानी से या अंतःस्फूर्ती से आर्थिक मद्द नहीं करते । ऐसे मरीजों को आर्थिक मद्द करनेवाली अनेक सामाजिक संस्थाएँ हैं । और कई लोग उदारता से खुले हाथों मद्द करते हैं ।

## मद्द के मार्गः

अ) सरकारी निधि - १) सरकार की जीवनदायी योजना इस योजना के अंतर्गत दरिद्रता की रेखा के नीचे के मरीज को सरकार प्रत्येक शस्त्रक्रिया के लिए पचास हजार रुपयों की मद्द देता है। यही मद्द पहले सरकारी रुग्णालय में ही शस्त्रक्रिया करनेवालों को मिलती थी, लेकिन अब महाराष्ट्र में कुछ खासगी निजी रुग्णालयों में भी यह योजना शुरू की गयी है। इस योजना के अंतर्गत पचास हजार रुपयों का निधि सरकार की ओर से दो या तीन दिनों में मंजूर किया जाता है। यह स्तुत्य है।

२) पंतप्रधान निधि - यह मद्द मिलने के लिए मरीज की आमदनी का प्रमाणपत्र, डॉक्टर का प्रमाणपत्र और खासदार का सिफारसनामा आवश्यक है। लगभग दस से तीस हजार तक की मद्द अपेक्षित समझी जाती है।

३) मुख्यमंत्री निधि - इस निधि के लिए आमदार का सिफारसनामा जरूरी है। इससे पाँच से दस हजार रुपयोंतक मद्द मिलती है।

४) महापौर निधि - नगरनिगमद्वारा आर्थिक मद्द मिल जाती है।

## महत्त्वपूर्ण धार्मिक संस्थाएँ :

१) सिद्धिविनायक मंदिर ट्रस्ट, प्रभादेवी मुंबई, साधारण दस से बीस हजार तक मद्द दी जाती है।

२) साईबाबा संस्थान शिर्डी: पंद्रह हजार रुपये मद्द मिलती है।

३) श्रीमहालक्ष्मी टेंपल ट्रस्ट पाँच हजार रुपये मद्द मिलती है।

## अन्य संस्थाएँ :

पुणे मुंबई में शस्त्रक्रिया के लिए खुले हाथों मद्द करनेवाली और योग्य मार्गदर्शन देने वाली अनेक संस्थाएँ मौजूद है। कुछ संस्थाएँ प्रसिद्धी की रोशनी में है और कुछ गुप्त रीति से कार्यरत है। अपने अनमोल कार्य में पूर्णतः समर्पित की हुई कुछ प्रसिद्ध संस्थाएँ है उनके नाम ये हैं।

१) हृदयमित्र प्रतिष्ठान, २) हृदयांकित, ३) ओसवाल बंधु समाज ट्रस्ट, ४) एन आर बलदोटा फाऊंडेशन, ५) अतुर फाऊंडेशन, ६) इंडियन रेडक्रॉस सोसायटी, ७) द हेल्पिंग हैण्डस, ८) हरे कृष्ण मंदिर ट्रस्ट, ९) महावीर हार्ट रिसर्च फाउंडेशन, १०) सर दोराबजी टाटा ट्रस्ट, ११) सर

रतन टाटा ट्रस्ट, १२) भाभा चॅरिटीज, १३) जी.डी. बिर्ला फाऊंडेशन, १४) शेठ मफतलाल चॅरिटेबल ट्रस्ट, १५) व्यंकटेश्वरा हॅचरिज ट्रस्ट इत्यादि.किसी भी संस्था के नाम आवेदन लिए कागजात की पूर्ति योग्य पद्धति से करना और अपनी सच्ची जानकारी देना नैतिक दृष्टि से बंधनकारक है। यह बात ध्यान में रखनी है चाहिए।

शस्त्रक्रिया का खर्च कम करने का सब प्रकार से प्रयत्न डॉक्टर लोग, रुग्णालय और बायो मेडिकल इंजिनिअर्स करते रहते है। तथापि इस समस्यापर अच्छा उपाय का मार्ग है आरोग्य बीमा। विदेश में अनेक इन्शुरन्स कंपनियाँ आर्थिक मद्द के लिए कार्यरत हैं। अपने देश में भी नयी मेडिकल इन्शुरन्स कंपनियों का बढना अपेक्षित है।

मुझे लगता है हर एक व्यक्ति को अपना आरोग्य बीमा निकालना बंधनकारक कर देना एक समाजोपयोगी अच्छा कदम उठाने जैसा होगा। इस लेख का निष्कर्ष यही है कि यदि आप शस्त्रक्रिया का महँगा खर्च बचाना चाहते हो तो सलाह के अनुसार व्यायाम, योग्य आहार, निद्रा और नियमित हृदय की जाँच करना अत्यंत आवश्यक है।

# ३८. बीमा योजना कानून और हृदयविकार

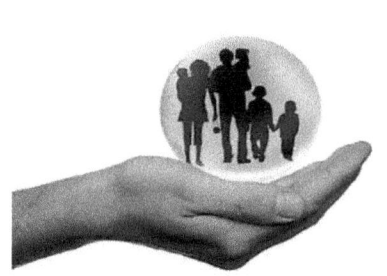

*चित्र सौजन्य : तुमिसु , पिक्साबे*

किसी नयी मोटर कार खरीदने के बाद उसका बीमा कराना आवश्यक है क्योंकि उसके बिना कार चलाना मना होता है। किसी बँक का कर्ज लेकर कुछ उपकरण खरीदने पर उसका उपयोग करने से पहले उसका बीमा कराना बंधनकारक होता है। लंडन में मैं उच्च शिक्षा के लिए गया था तब मुझे अपना आरोग्यबीमा का कार्ड दिखाए बिना शस्त्रक्रियागृह प्रवेश अस्वीकार किया था । लेकिन अपने देश में अपने आरोग्य के सिवा अन्य सब वस्तुओं का बीी सहजता से कराया जाता है । उसका कारण शायद लोगों में हद से ज्यादा धन होगा या अपने हृदय की ओर अर्थात आरोग्य की ओर पूर्णतः दुर्लक्ष कर के निःस्वार्थ से जीवन बिताने की प्रवृत्ति होती होगी । या बीमा योजनाओं के बारे में पूर्णतः अज्ञान हो सकता है।

हृदयविकार की बढ़ती हुई मात्रा के साथ साथ हृदयविकार की उपाययोजनाओं का खर्च भी दिन-ब-दिन बढता जा रहा है। जब पैसों की खिंचातानी रुग्ण के लिए न होकर जब उपचार योजना का यथोचित मुआवजा अस्पताल और डॉक्टरों को मिलता है तब सेवा का स्तर भी उत्कृष्ट होता है। यही परिस्थिति अमेरिका में है। अपने देश में इस दृष्टी से आमुलाग्र बदल होते जा रहे है।हैं

भारत में १९७३ से बीमा कंपनियों का राष्ट्रीयकरण हुआ । जनरल इन्शुरन्स कार्पोरेशन की निगरानी में चार प्रमुख राष्ट्रीयीकृत कंपनियाँ बन गई । १) यूनायटेड इन्शुरन्स (प्रमुख कार्यालय

चेन्नई), २) न्यू इंडिया इन्शुरन्स (मुंबई), ३) ओरिएंटल इन्शुरन्स (दिल्ली), ४) नॅशनल इन्शुरन्स (कोलकता)।

बाद में सन १९९९ में आय. आर.डी.ए. (इन्शुरन्स रेग्युलेटरी डेव्हलपमेंट ॲथोरिटी) नामक नियंत्रण समिती की स्थापना हुई, जो सभी बीमा कंपनियों पर निगरानी करती है। निजी बीमा कंपनियों को भी अनुमति दी गयी है। आरोग्य के लिए 'मेडिक्लेम' नामक बीमा योजना सब को मालूम है। सामान्यतः एक व्यक्ति के लिए एक साल में एक लाख के आरोग्य बीमा के लिए एक हजार रुपये खर्च होता है। हफ्ते की कीमत उम्र के अनुसार बदलती है यह बात महत्वपूर्ण है। ज्यादा से ज्यादा पाँच लाख का आरोग्य बीमा कराया जा सकता है। इस अधिकतम सीमा का आरोग्य बीमा कराने के लिए चार से साडेचार हजार रुपये वार्षिक व्यय होता है। इस प्रकार के प्रीमियम के लिए किये गये खर्च को प्राप्तिकर विभाग की ओर से छूट मिलती है। यह छूट ज्यादा से ज्यादा दस हजार रुपयों तक होती है।

आरोग्य बीमा सुदृढ स्थिति में कराया जाए। किसी भी रोग का निदान होने के बाद बीमा कराना लाभदायी नहीं होता। उसमें हर साल पॉलिसी शुरू रखनी पडती है। इस आरोग्य बीमा कराने में जन्मजात हृदयरोग हो तो उसके उपचार का खर्च बीमा कंपनी नहीं देती, यह बात ध्यान में रखनी होगी। हृदयरोग की किसी भी प्रकार की जाँच या उपचारपद्धति के लिए दाखिल करने से पहले तीस दिनों का और अस्पताल से छोड दिए जाने के बाद के साठ दिनों तक देने का औषधि का उपचार और जाँच पडताल का पूरा खर्च रुग्णालय के खर्च के साथ कंपनी से मिलता रहता है। ये पैसे माँगते समय किसी भी प्रकार की असत्य जानकारी दी गयी या महत्वपूर्ण जानकारी छुपाने की बात कंपनी को मालून होने पर खासकर रोगनिदान होने के बाद बीमा कराया गया तो यह खर्च कंपनी की ओर से नहीं दिया जाता। चार साल आरोग्य बीमा का किस्त ध्यान में रखकर भरने पर भी किसी प्रकार का क्लेम न करने से कुछ फायदे होते है। उदा. बीमे की कीमत का एक प्रतिशत आरोग्य की जाँच का खर्चा कंपनी देती है। कुछ निजी कंपनियाँ इस क्षेत्र में आ रही है। इनमें से कुछ विदेशी कंपनियों की सहकार्य से आना चाहती है। टाटा एआयजी, बजाज अलायन्स, रिलायन्स जनरल इन्शुरन्स आदि बीमा क्षेत्र में आगे आना चाहते है। जल्द से जल्द क्लेम सेटलमेंट हो, सेवा जल्द और उत्कृष्ट हो, पॉलिसी रिन्युअल की जिम्मेदारी ले ली जाये आदि अपेक्षाएँ सर्वसाधारण बीमाधारकों की होती है। इस दृष्टीकोन से अभी अलग अलग बीमा कंपनीयों में स्पर्धा चल रही है।

ग्राहक पंचायत समिति की स्थापना होने के बाद रुग्ण और डॉक्टरों के संबंध दुकानदार और खरीददार जैसा एक नया नाता निर्माण हुआ। रुग्ण और डॉक्टरों की मानसिकता में भी बहुत बदलाव दिखायी देने लगे हैं। डॉक्टरों की रुग्णसेवा में मानवता की भावना से भयमुक्त कार्यक्षमता निर्माण हुई। रुग्णों के दृष्टीकोन भी बदल गये। यह सब इष्ट है या नहीं यह एक बडा वाद का, परिसंवाद का और कभी न खत्म होने वाला विषय है। लेकिन वर्तमानस्थिति ध्यान में लेते हुए वह अमेरिका जैसी ना हो ऐसा मनःपूर्वक लगता है। कुछ साल पहले अमेरिका का मेरा मित्र डॉ. जॉन घर में गया तब उसकी पत्नी ने बिलकुल यूँ ही बताया की 'जॉन इज इन जेल' केस हारने से खुद पैसे भरना या जेल में जाने का निर्णय न्यायालय ने दिया था। जेल में वह आराम से रहता है। और संशोधन पर प्रबंध लिख रहा है। यही बात उसने बता दी। 'जिस डॉक्टर पर ज्यादा मुकदमें हो वह उच्च स्तर का डॉक्टर' इसप्रकार का विचित्र हिसाब अमरीका में दिखायी देता है। इन बातों से थोडी सीख लेकर अगर भारत के डॉक्टरों को व्यावसायिक नीतिमत्ता का ध्यान रखना आवश्यक है। डॉक्टर का प्रीमियम तज्ज्ञता के क्षेत्र के अनुसार कम या अधिक रहता है। सब से ज्यादा प्रीमियम संज्ञाहरणतज्ज्ञ, प्लॅस्टिक सर्जन, हृदयशल्यचिकित्सक का रहता है। व्यक्तिगत पॉलिसी के साथ- साथ अस्पताल का बीमा कराना हितकारी होता है। उसमें परिचारिकाए, वेतन लेनेवाले और मानद डॉक्टर्स और तकनीशियन भी समाविष्ट होते है। रुग्णसेवा पूर्णतः वैज्ञानिक तत्वों के आधर पर होना जरूरी है। अगर आवश्यक हो तो अधिक विशेषज्ञों का मत या मदद ले ली जाये। रुग्ण के छोटे मोटे बदल रिपोर्टस और उपाययोजनाओं को बारीकी से दर्ज किया जाए। शस्त्रक्रिया करने से पहले रुग्ण के निकट के रिश्तेदार को शस्त्रक्रिया के बारे में अगर कुछ आशंका हो तो समझा देना अपेक्षित है। प्रिऑपरेटिव्ह कौन्सलिंग भी शस्त्रक्रिया के समान महत्वपूर्ण भाग समझना चाहिए। रुग्ण और उपचार करनेवाले विशेषज्ञों के बीच अगर पारदर्शिता रहेतो काले कोटवालों की आवश्यकता किसी को भी नहीं होती। ये सब अनुभव के वचन है।

डॉक्टर और रुग्ण जिसकी गिनती हो सकती है इतने कम मुकदमे जापान में है ऐसा मालूम होता है।

भारत में मृत्यु की परिभाषा अब पाश्चात्य लोगों के समान की गयी है। पहले हृदय और मस्तिष्क दोनों अकार्यक्षम होने के बाद मृत्यू घोषित की जाती थी। अभी कानून के बदलाव से मस्तिष्क अगर निकम्मा हो और हृदय, फेफडे कार्यरत हो तो मृत्यु घोषित की जाती है।

इस कानूनी बदल के कारण अब हृदय, यकृत, वृक्क (Kidney) आदि अवयवों का दोन करके कुछ जरूरतमंद रुग्णों को जीवनदान मिलने लगा है । हृदयरोपण शस्त्रक्रिया या अवयवों का स्थानांतरण करने से पहले रुग्णालयों को सरकार की स्वीकृति  मिलना आवश्यक है। नहीं तो उसे गुनाह माना जाता है।

मृत रुग्ण के अवयवों का व्यवहार या दलाली करने के लिए कानूनी तौरपर बंदी की गयी है। इन सब कानून विषयक उपबंध और नियमावली ध्यान में रखकर हृदयरोगशस्त्रक्रिया प्रगतिपर चल रही है।

भारतीय डॉक्टर, रुग्ण और रिश्तेदारों की मानसिकता संस्कार और सांस्कृतिक गठन ध्यान में रखने से पारस्परिक संबंधो की परिस्थिति   अमरीका जैसी बिगड जाने की संभावना कम है। यह अनुचित डर है। जब आरोग्य सेवा में डॉक्टर, रुग्ण और रिश्तेदार छोडकर अन्य कोई भी दलाल पुलीस, नेता, या वकील का प्रभाव नहीं रहता तो सेवा विश्वास और मानवता के शिखरतक हम पहुँच सकते है, ऐसा अनेक लोगों का मत है।

# ३९. हृदयरुग्ण और रिश्तेदारों की मानसिकता

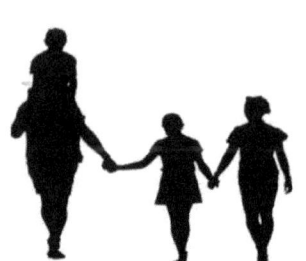

चित्र सौजन्य : जी.डी.जे , पिक्साबे

किसी भी परिवार में अगर कोई हृदयरुग्ण होता है तो उसी आत्मीय जनों में उदासीनता दिखायी देती है। उस घर के सारे लोग अनमने से लगते हैं। निरंतर कुछ संदेहात्मक वातावरण रहता है। हृदयरोगोपचार के अनेक मार्ग अपने पास उपलब्ध होने के कारण कुछ दिशाहीन वृत्ति होती है। कौन सा शास्त्र या किस की सलाह सही समझे यह बात समझ में नहीं आती। इस अजीब जैसी संभ्रमावस्था में किस पर विश्वास रखे यही भ्रम होता है। इस अजीब जैसी संभ्रमावस्था में किस पर विश्वास रखे यही भ्रम होता है। विशेषतः अपने देश में ज्यादा मात्रा में रहती है। मैंने खुद इन समस्याओं का सामना किया है। आज मैं हृदयशल्यचिकित्सक हूँ किंतु रुग्ण का रिश्तेदार के नाते मैने अपने पिताजी के दिल के दौरे और बायपास की शस्त्रक्रिया की अवधी में अनेक अनुभव लिये हैं। इसलिए रिश्तेदारों की मानसिकता मैं अच्छी तरह से जानता हूँ।

हृदयरुग्ण की शस्त्रक्रिया करना आवश्यक है यही विशेषज्ञों की बात सुनकर मानों पाँव के नीचे की जमीन खिसक गयी है ऐसा लगता है. रुग्ण और रिश्तेदारों को जबरदस्त आघात पहुँचता है। विशेषज्ञों द्वारा किये हुए निदान के बारे में मन आशंकित होता है। उसी में 'सेकंड ओपिनियन' अर्थात दूसरे की सलाह ली जाती है। दूसरे का मत लेना तो सही उचित है। लेकिन दूसरे ने शस्त्रक्रिया की आवश्यकता नहीं है, ऐसा अनुमान किया तो रुग्ण और सगे संबंधियों के मन में संभ्रम पैदा होता है। अनेक बार शस्त्रक्रिया करने की सलाह देनेवाले के विरूद्ध बात बताने वाले

की ओर जाने का मन होता है। यह बात तो स्वाभाविक ही है। किंतु कुछ हृदयरोगों में शस्त्रक्रिया अपरिहार्य ही होती है।

विशेषतः जन्मजात हृदयदोषों में और खराब हुई वॉल्व की शस्त्रक्रीया से नया जीवनदान मिलता है। शस्त्रक्रिया करने का निर्णय लेने के बाद प्रश्न उपस्थित होता है कि किस अस्पताल या रुग्णालय पसंद करे। अनंतर शल्यचिकित्सक का 'बायो डाटा' ढूँढा जाता है। रुग्णालय की जानकारी इकठ्ठा की जाती है। उसमें अगर बदनामित तज्ज्ञ और रुग्णालय की कुछ बुरा अनुभव सुने तो निर्णय के बारे में दुबारा विचार किया जाता है। कभी कभी निकट के रिश्तेदार या मित्र भी किसी डॉक्टर की या विशिष्ट रुग्णालय की सिफारीश करना उचित नहीं समझते। अगर कुछ कम ज्यादा हो तो उसकी जिम्मेदारी लेने की उनकी तैयारी नहीं होती है। उसके बाद प्रश्न उपस्थित होता है आर्थिक जिम्मेदारी का संपूर्ण खर्च की व्यवस्था ठीक ठाक किए बिना क्या किया जाए इसके बारे में पूरा परिवार चिंतित होता है। आर्थिक बोझ का अनुमान सीमा से बाहर जाते देखकर आर्थिक मद्द करनेवाली संस्थाओं की ओर भागदौड करनी पडती है। उसके लिए आवश्यक कागजात और सिफारिसों की पूर्ति करने में रिश्तेदारों को बहुत समय बिताना पडता है। अनेकोंके पाँव पकडने पडते हैं । हृदयशस्त्रक्रिया के अनुमानित खर्च की अस्सी प्रतिशत रकम पहले ही जमा करनी पडती है। इस हालत में निकट के रिश्तेदारों से और मित्रों से मद्द की अपेक्षा की जाती है। अधिक मात्रा में कटु अनुभव आते हैं । जिन्हे सरकारी नौकरी या चिकित्सीय मद्द की योजनाओं का लाभ मिलता है, उन्हें यह आर्थिक बोझ उठाना कठिन नहीं होता।

तदनंतर रक्तदाताओं में मेल बिठाना भी एक महत्वपूर्ण काम होता है। शस्त्रक्रिया के लिए पाँच या छः बोतलें ताजा रक्त आवश्यक रहता है। एड्स की बढ़ती हुई मात्रा के कारण यह काम सरलता से नहीं होता। उसमें भी रक्तसमूह असामान्य हो तो ज्यादा भागदौड करनी पडती है। रक्तदाताओं के विषय में भी भले बुरे अनुभव आते हैं।

अनेक बार पति और पत्नी दोनों नौकरी करने वाले हो तो सहायकों की कमी ही महसूस होती है। कम होते जा रहे पडोसी धर्म और विश्वसनीय नौकरों की कमी के कारण कठिन परिस्थिति पैदा होती है। ऐसी हालत में छोटे बच्चों की भी तकलिफे उठानी पडती हैं।

अब महत्वपूर्ण बात शेथ रहती है कि शस्त्रक्रिया के लिए रुग्ण की मानसिक तैयारी। कभी कभी रिश्तेदारों की मद्द के कारण रुग्ण के मन में उपकारों का बोझ होता है और फौरन शस्त्रक्रिया न करने का निर्णय किया जाता है। इससे रिश्तेदार और ही अस्वस्थ होते हैं । हृदयरोग की मात्रा जितनी बढती जाती है उस के साथ साथ रुग्ण के निकट के रिश्तेदार और सगेसंबंधियों में से मानसिक असंतुलन की मात्रा भी तेजी से बढ़ती जाती है।

किसी बालक में जन्मजात हृदयदोष दिखाई दे तो माता की मानसिक वेदनाएँ असह्य होती है। परिवार के नियोजन के बढ़ते हुए प्रभाव के कारण बच्चों की संख्या कम होती है। अगर जन्मजात हृदयदोष सीधा साधा हो तो थोडे में छुटकारा मिलता है, लेकिन दोष अगर जटिल हो तो जीवनभर का बोझ रहता है। इस प्रकार की कठिन शस्त्रक्रिया में खतरे भी ज्यााद रहते हैं । और खर्च भी भारी होता है। कुच पालकों की शस्त्रक्रिया के लिए इतना खर्च एक ही पर करना अनुचित लगता है। उसकी तुला में दूसरे बालक को जन्म देना आसान लगता है। कुछ रिश्तेदार तो खुल्लमखुल्ला यह बात बोल भी देते है।

भारतमें जोडों के दर्द के कारण हृदयरोग की मात्रा बहुत है। उसमें अस्सी प्रतिशत महिलाएँ होती है। लगभग पंद्रह से तीस उम्र की ये महिलाएँ है। शादी के तुरंत बाद हृदयरोग का अनुभव हुआ तो पारिवारिक कलह शुरू होते है। बालबच्चे होंगे या नहीं यह समस्या उत्पन्न होती है। शारिरीक संबंध से वंचित होना पडता है। बालबच्चों बाली माँ को हृदयरोग ने परास्त कर दिया गया हो तो उसकी मानसिक स्थिति अस्थिर होती है। घर ,काम, पतिधर्म, बच्चों की देखभाल आदि करते करते वह तंग आ जाती है। शारीरिक तनाव उसे परेशान करता है। ऐसे मरीज की अगर वाल्व बदलने की शस्त्रक्रिया हुई हो तो हर महीने में डेढ महीनें में रक्त की तरलता की मात्रा जाँच करनी पडती है। वाल्व की ठीक तरह से देखभाल न लेने से हृदय अचानक बंद पड सकता है। इन सब बातों का तनाव रिश्तेदारों पर हमेशा रहता है। धमनियों का हृदयरोग या हार्ट अटॅक की मात्रा पुरूषों में ज्यादा रहती है। पैंतीस से पचास तक के उम्र के ये रुग्ण होते है। जवानी की बहार में यह रोग होता है। घर का मालिक आधारस्तंभ जैसा पुरूष इस रोग का शिकार होता है। ऐसी हालत में परिवार प्रमुख का बीमार पडना या शस्त्रक्रिया के लिए तैयार होना इसका तनाव उसके साथ उसके निकटवर्ती लोगों पर भी होता है। यह तनाव शस्त्रक्रिया होकर और रुग्ण पूर्णतः पहले जैसे काम पर जाने तक कम नहीं होता। शस्त्रक्रिया में अनपेक्षित रुकावटे निर्माण होने पर खर्च ज्यादा होता है और रिश्तेदारों का मनोधैर्य कम होता है।

शस्त्रक्रिया के दौरान यदि हृदय के दौरे के कारण रुग्ण की मृत्यु हो तो संबंधी नाराज होते है। शस्त्रक्रिया के निर्णय के बारे में कोई पश्चाताप व्यक्त करते है। उस समय डॉक्टर और रुग्णालय कुंडली के शत्रुस्थान में आते है। रुग्ण अति महत्वपूर्ण और मित्र परिवार में अत्यंत प्यारा हो तो हिंसात्मक व्यवहार हितचिंतक करते हैं। सफेद कोठ (Coot) के विरोध में काले रंग का कोट खडा रहता है। रुग्ण की मृत्यू के बाद होने वाले तनावों का प्रमुख कारण है वास्तविकता का अभाव । चिकित्साशास्त्र का अधूरा ज्ञान, पाश्चात्य प्रवृत्तियों का बढता प्रभाव । मन की सुदृढ और अध्यात्मिक गठन इन समस्याओं पर परिपूर्ण उत्तर है, ऐसा मुझे लगता है। डॉक्टर और रुग्णालय रुग्ण को कुछ समय तक जीवनदान दे सकते हैं, लेकिन चिरंजीवी बनाना उनके हाथ नहीं हैं ।

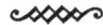

# ४०. हृदयरोग विशेषज्ञ होना याने भगीरथ प्रयत्न करना

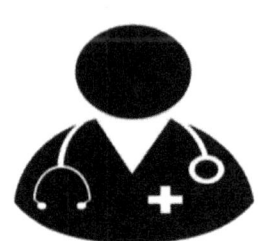

चित्र सौजन्य : तुक तुक डिझाईन, पिक्साबे

हृदयशस्त्र क्रिया करते समय लोगों को जो ईश्वर के समान लगता है, यशस्वी शस्त्रक्रिया पूरी करने पर एक निपुण व्यक्ति कहलाया जाता है, अस्पताल से घर जाते समय बिल हाथों पर पैसों के पीछे पड़ने वाला दानव समझा जाता है और शस्त्रक्रिया में अपयश आने पर उसे अपराधी बनाने का प्रयत्न किया जाता है वह याने हृदयशल्यचिकित्सक याने हार्ट सर्जन। हृदय पर शस्त्रक्रिया करनेवाले डॉक्टर।

उनके बंधु होते हैं कार्डिओलॉजिस्ट याने हृदयरोगतज्ज्ञ। दूसरे शब्दों में हृदयपर शस्त्रक्रिया बगैर उपचारपद्धति का उपयोग करनेवाले और उसके साथ साथ औषधोपचार और निदान करने वाले डॉक्टर। हार्ट सर्जन और कार्डिओलॉजिस्ट को लोग हृदयरोगतज्ज्ञ कहते हैं। समाज को इन लोगों के प्रति आकर्षण भी है और जलन भी है। लेकिन यह विशेषज्ञ बनने की यात्रा आसान नहीं होती। वह स्पर्धात्मक, लंबी चौडी, बडी मुश्किल और चुनौतिपूर्ण होती है।

अपने देश में कार्डिओलॉजिस्ट की उपाधि लेनेवाले को 'डी.एम. (कार्डिओलॉजिस्ट)' कहा जाता है। यह तीन वर्षों का पाठ्यक्रम एम. डी. (मेडिसीन) नामक उपाधि के पश्चात होता है।

तदनंतर कुछ वर्षों तक विदेश में किसी ख्यातनाम केंद्र में काम करना उपयोगी होता है। भारत में हार्ट सर्जन होने के लिए आवश्यक उपाधि को 'एमसीएच (कार्डिओथेरसिक सर्जरी)' समझा जाता है। यह भी तीन सालों का पाठ्यक्रम रहता है। इससे पहले 'एम.एस. (जनरल सर्जरी)' की परीक्षा उत्तीर्ण होना आवश्यक है। यह अभ्यासक्रम करते समय अस्पताल में रात दिन काम करना पडता है। कई बार सूर्योदय और सूर्यास्त देखने को भी नहीं मिलता। पूरी जवानी ऑपरेशन थिएटर और अतिदक्षता विभाग में निकल जाती है। इस हृदयरोगतज्ज्ञों की उपाधि के प्रवेश के लिए अखिल भारतीय स्तर पर स्पर्धात्मक परीक्षा रहती है। इस के लिए गुणों के अनुसार प्रवेश दिया जाता है।

हृदयरोगतज्ज्ञ होने के लिए दिल्ली के नॅशनल (बोर्ड की डी.एन.बी. कार्डिओलॉजी) (या कार्डिओ थोरॅसिक सर्जरी) यह उपाधि प्राप्त होती है। उसमें भी प्रचंड स्पर्धा रहती है। हृदयरोगतज्ज्ञ की मूलभूत उपाधि मिलने तक उम्र तीस के आसपास हो जाती है। इसके बाद विदेश में कुछ वर्षोंतक उच्च शिक्षा लेना उपयोगी होता है। इतना सब जब कोई शल्यचिकित्सक लंबीचौडी उपाधियाँ लेकर निजी व्यवसाय शुरू करता है तब उसकी आयु पैंतीस वर्ष पार करती है। उसके बाद किसी नये तज्ज्ञ को कोई रुग्ण अपने हृदय को सहजता से हाथ नहीं लगाने देता। उसे कुछ दिनों तक राह देखनी पडती है। उस समय अगर प्रारंभ में ही दुर्भाग् से अपयश आजाए तो वह अपना आत्मविश्वास खो बैठता है। उसे इतनी शिक्षा लेने का पश्चाताप होता है। कुछ लोग स्थिरता के लिए दुबारा विदेश में जाकर नौकरी ढूँढते हैं।

इन तज्ज्ञों का अस्तित्व किसी हिमनग के समान होता है। ऊपर दिखाई देता है केवल ग्लैमर, लेकिन उसके नीचे रहती है प्रचंड तपश्चर्या, कष्ट, जीवन के अनेक वर्षे और पारिवारिक त्याग। इन लोगों का शारीरिक और मानसिक तनाव कितना सहन करना पडता है इसकी कल्पना उनके साथ लगातार दो- तीन दिन रहने के बाद ही आती है। एक शस्त्रक्रिया के लिए कम से कम चार से छः घंटों तक खडे रहना पडता है उसमें रुग्ण के किसी एक ही अवयव का खतरा ही नहीं प्रत्यक्ष जीवन मृत्यु का प्रश्न रहता है। किसी शस्त्रक्रिया के लिए जब डेढ से दो लाख तक का खर्च बताया जाता है तब अस्पताल का खर्च, डिस्पोझिबल सामान का और औषधियों का खर्च प्रधानतः होता है। इतने सारे पैसे शल्यचिकित्सक को ही मिलते है ऐसी भ्रामक कल्पना लोगों की रहती है। सच कहा जाय तो कुछ भाग केवल फीस का रहता है। अनेक तज्ज्ञों को उनके परिश्रमों की तुलना में पर्याप्त मुआवजा (पारिश्रमिक) नहीं मिलता। मन चाहे फिर भी अनुशासन के साथ जीना मुश्किल होता है। रिश्तेदार या मित्रपरिवार के लोगों की नाराजी सहनी पडती है।

पारिवारिक उत्सव, त्योहार, समारोह के लिए ठीक समय पर उपस्थित रहना कठिन होता है। उनके जीवन में शांत निद्रा का अनुभव कम मिलता है। आधी रात भी अस्पताल में जाना पडता है। घडी की ओर देखे बगैर काम करना पडता है। इस सारे तनाव को अपने काबू में रखना पडता है। घडी की आरे देखे बगैर काम करना पडता है। अन्यथा समय से पहले वृद्धत्व दिखाई देने लगता है। इसलिए योगासन प्राणायाम और ध्यान धारणा का होना बहुत लाभदायी है। रूग्ण के शरीर के रक्त के साथ हमेशा संबंध आने से पीलिया रोग, एड्स जैसी संसर्गजन्य बीमारी का खतरा भी उठाना पडता है। इसलिए पूर्णतः सजग रहना पडता है।

कार्डिओलॉजिस्ट लोगों को शस्त्रक्रिया का तनाव नहीं लेकिन हृदयविकार का झटका, कॅथलॅब की उपचारपद्धति अन्य जॉच पडताल के लिए भागदौड करनी पडती है। यह काम भी कष्टप्रद रहता है। चौबीसों घंटो में कभीभी आवश्यकता के अनुसार अस्पताल में जाना पडता है। इमर्जन्सी पेसिंग के लिए सतत रहना पडता है। कॅथलॅब में काम करते समय 'क्ष' किरणों के दुः परिणामों का कुछ मात्रा में धोखा रहता है। उसमें खनकनेवाले रुग्णों के दूरध्वनी लेने पडते हैं । इस की हद होती है जब न्यायालय का रास्ता कभी ना देखनेवाले इन हृदयरोगतज्ज्ञों को अब उसकी भी मानसिक, शारीरिक और आर्थिक तैयारी करनी पडती है। चिकित्साशास्त्र में प्रचंड बदलाव के साथ नये सिद्धान्तखोजनिबंध और निष्कर्ष इन बातों को अनदेखा करना भी मुश्किल होता है। इसके लिए समय देना पडता है।

किसी भी तज्ज्ञ का यश आर्थिक लाभ, सामाजिक प्रतिष्ठा, कार्य और खुद के काम का आंतरिक समाधान इन निकषों पर अवलंबित रहता है।

हृदयशल्यचिकित्सक बनना यह बोधिसत्व पति की तपस्या के व्रत के समान है। दुर्भाग्य की बात है कि इस कठिन पाठ्यक्रम की ओर आज विद्यार्थियों की पहले जैसी रुचि दिखायी नहीं देती। यह दुख की बात है।

वस्तुतः हृदयरोग की बढ़ती हुई मात्रा ध्यान में रखकर हृदयरोग तज्ज्ञों की संख्या ज्यादा होनी जरूरी है। समाज ने उन तज्ज्ञों को बारीकि से समझकर बढावा देने की आवश्यकता है, क्योंकि यह अपने देश की बौद्धिक संपत्ति है इसे भूलना नहीं चाहिए।

# ४१. कार्डियॅक ॲम्ब्युलन्स सेवा - समय की माँग

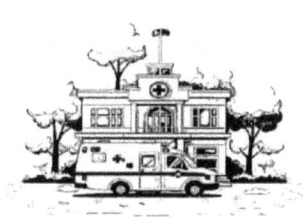

चित्र सौजन्य : पिक्सेलिशस, पिक्साबे

रुग्णालय में मृतावस्था में ले आने वाले रुग्ण की ओर देखकर डॉक्टर कहते है, 'रुग्ण जिन्दा नहीं है। अभी हम कुछ नहीं कर सकते। अस्पताल में लाने में देरी हुई।' रिश्तेदारों को पश्चाताप होता है लेकिन क्या करें? रुग्णवाहिका मिलने में या रुग्ण को अस्पताल में ले आने में समय लगा। इस प्रकार की घटनाएँ हमेशा दिखायी देती हैं ।

अत्यावश्यक उपकरणों से युक्त और सेवा से सुसज्जित ठीक वक्तपर पहुँचनेवाली रुग्णवाहिका याने कार्डियॅक ॲम्ब्युलन्स। अत्यावश्यक सेवा युक्त न होगी तो वह केवल एक रुग्णवाहिका मानी जाती है। आवश्यकता पडने तक वह शववाहिका भी हो सकती है।

अनेक लोगों के अनेक कारण होते है। अनेक लगों के घर में सुसज्जित रुग्णवाहिका के दूरभाष क्रमांक सुलभता से मिलने में देरी होती है। उसे ढूँढना पडता है। कभी कभी फोन नहीं लगता। रात के समय आधी रात में फोन उठाया नहीं जाता। कभी कभी वाहन चालक ठिकाने पर नहीं होता। पुलिस और अग्निशामक दल जैसा कार्डियाक ॲम्ब्युन्स के लिए भी एक ही दूरभाष क्रमांक होना चाहिए। शहर की सभी रुग्णवाहिका चलानेवाली सेवाभावी संस्थाओं और सरकारी तथा निजी रुग्णालयों को इसी सेवा के लिए केंद्रीकरण करना चाहिए। और एक ही दूरभाष क्रमांक होना चाहिए. घर के पासवाली ॲम्ब्युलन्स मरीज के घर भेज दी जाए ऐसी मेरी

राय है। इससे यह अति महत्वपूर्ण समय बच सकता है । इस काल को 'गोल्डन अवर' जैसी इमारतों तक संकरे रास्ते से पहुँचने में देर लगती है। उससे भी गहन प्रश्न उपस्थित होता है. वह है फ्लॅट से मरीज को रुग्णवाहिका तक ले जाने का। कभी कभी सीढियाँ तंग रहती है। लिफ्ट छोटी होती है। अत्यवस्थ रुग्ण को तो सुलाकर ही लाना पडता है. स्ट्रेचर पकडने के लिए लोगों की कमी रहती है। फ्लॅट संस्कृति के कारण से पडोसी का व्यवहार आजकल नष्ट हो चुका है। इसलिए जनशक्ति की कमी महसूस होती है।

आगे चलकर समस्या होती है रास्ते पर लोगों की भीड की। पाश्चात्य देश में रास्ते पर पुलीस रुग्णवाहिकाएँ और अग्निशामक दलों की लाल बत्तीवाली गाडियाँ खास कर दिखाई देती है। उन्हें ज्यादा सहूलियत दी जाती है। हमारे देश में लोकनेता और पदाधिकारियों के लालबत्ती सायरन की गाडियों की अधिकता महसूस होती है । सुसजित रुग्णवाहिका में प्राणवायु के दो सिलेंडर होने चाहिए । सिलंडर खोलने के लिए आवश्यक साधनसामग्री और प्राणवायु का मास्क तैयार हो । सलाईन की बोतल और शिराओं में देने वाली सुईयाँ होना जरूरी है। श्वासनलिका में डालने के लिए नली और अन्य उपकरण उपलब्ध हो। कृत्रिम श्वासयंत्र हो तो अच्छा होगा । सारी जीवनावश्यक दवाइयाँ एकही स्थानपर वर्गीकरण करके रखना अपेक्षित है। बंद हृदय को शॉक देनेवाला यंत्र होना अत्यंत जरूरी है। उसमें हृदय की गति कम होने से उसे बढ़ाने की सुविधा अनिवार्य है। उसे हम एक्स्टर्नल पेसमेकर कहते है। इ.सी.जी. निकालने का यंत्र हृदयस्पंदन का आलेख दर्शानेवाला कार्डियॅक मॉनिटर, रक्त में प्राणवायु की मात्रा का मापन करनेवाले पल्स ऑक्सि मीटर की त निहायत जरूरी है। सारे उपकरण बॅटरी पर चलते है। इसलिए बॅटरी दोषरहित होना, उसे सुनिश्चित करना चाहिए ।

केवल अत्याधुनिक उपकरणों का उपयोग नहीं। सारी यंत्रसामग्री का उपयोग करनेवाले विशेषज्ञ होना अति महत्त्वपूर्ण बात है। उन्हें पॅरामेडिक्स कहा जाता है। पाश्चात्य देशों में इन का एक पाठ्यक्रम होता है। अपने देश में इस प्रकार के पाठ्यक्रम की आवश्यकता है। साथ-साथ रुग्णवाहिका में एक परिचारिका और डॉक्टर हो तो वह एक उत्कृष्ट और परिपूर्ण सेवा हो सकती है।

कभी कभी हृदय बंद हुआ है यह बात समझने पर बाहर से कृत्रिम मसाज करते करते मरीज को अस्पताल में ले जाना पडता है। इसके लिए रुग्णवाहिका बडी होना ज्यााद सुविधाजनक होनी है। रुग्णवाहिका साथ मोबाईल दूरभाष होना आवश्यक है। इससे रुग्ण की स्थिती के बारे में

अस्पताल के तज्ज्ञों को पहले बता देना सुलभ होता है। तज्ज्ञों की सलाह लेना आसान होता है। अतिदक्षता विभाग को एक कॉट रखने का आदेश देना सुलभ होता है।

मरीज को छाती में दर्द होने का लक्षण दिखाई देने पर तुरंत कार्डियाक ॲम्ब्युलन्स बुलायी जाए । रुग्ण को धीरज बँधाना चाहिए उसे लिटा देना आवश्यक है । नाडी की गति देखक़र हृदयरोग की पुष्टि होने पर 'आयसॉरडिल' या 'सॉरबिट्रेट' की गोली दे दी जाए। मरीज की हालत ठिक हो तो इ.सी.जी. निकालकर अटैक का निदान करना उचित है। उसके बाद रुग्णालय में दाखिल करने के बारे में निर्णय लिया जाए ।

कार्डियॅक एअर ॲम्ब्युलन्स की सुविधा अपने देश में सहजता से उपलब्ध होने वाली और पूरी सस्ती होने के लिए प्रयत्न होने चाहिए। खासकर शहर के बाहर की बस्ती, फार्म हाऊस, ठंडी हवा का स्थान या राजमार्ग पर अगर किसी को हृदयविकार का तीव्र दौर पड जाए तो एअर ॲम्ब्युलन्स सेवा ही अत्यंत उपयोगी होगी । विदेश में जैसा रहता है वैसा रुग्णालय के प्रांगण में या रुग्णालय के छत पर हेलिपॅड होना जल्द ही कुछ दिनों में आवश्यक होनेवाला है।

निजी सुसज्जित रुग्णालय, सरकारी रुग्णालय और सेवाभावी संस्थाओं ने कार्डियाक ॲम्ब्युलन्स के विषय में ज्यादा ध्यान केंद्रित करना अपेक्षित है। हृदय के दौरे की बढ़ती हुई मात्रा और अत्यावश्यक सेवा से युक्त सुसज्ज रुग्णवाहिकाओं की संख्या स्तर बढना आवश्यक है। इस सेवा का व्यावसायिकरण न हो। दर कम हो। अत्यवस्थ स्थिती में रुग्णों के लिए समय एक महत्वपूर्ण बात है। वह जीवन मृत्यु का प्रश्न है। डायल-ए-पिझ्झा के बदले 'डायल-ए-ॲम्ब्युलन्स' यही सेवा ज्यादा तत्पर और प्रभावी हो यही समय की माँग है।

# ४२. अन्य उपचार पद्धति

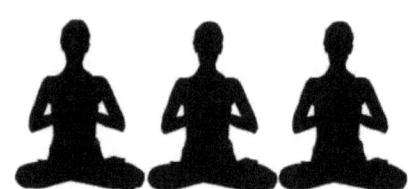

चित्र सौजन्य : क्लकर फ्री वेक्टर, पिक्साबे

'आपके हृदय की बीमारी है' डॉक्टर का यही वाक्य सुनकर मरीज को आघात पहुँचता है। किसी को भी यह पहला प्रश्न उपस्थित होता है कि, 'क्या यह सच है?' बाद में अनेक डॉक्टरों के मत लेकर छानबीन की जाती है। रोग का निर्णय साबित होने के बाद मरीज हताश होता है। तज्ज्ञों से और मित्रपरिवार की ओर से अलग अलग उपाय बताए जाते है। अंत में उपचार का जो सुलभ और सरल बिना खर्च का और कम कष्टदायी उपाय बतानेवाले का सहारा लिया जाता है।

हृदयविकार के लिए दुनियाभर में मान्यता प्राप्त उपचारपद्धति है 'ॲलोपॅथी' की। किसे ॲलोपॅथी की औषधोपचार पद्धति की जाए, किसे जियोप्लास्टी का उपचार करना ठीक है या किस पर हृदयशल्यचिकित्सा करना आवश्यक है इन बातों के लिए विज्ञान में कुछ निकष होते हैं। ये उपचार पद्धतियाँ किसी प्रमाणों से सिद्ध हुई है। इन पद्धतियों का भरपूर प्रसार भी हुआ है और इसपर निरंतर अनुसंधान भी शुरू है। लेकिन अपने देश में ॲलोपॅथी के सिवा अन्य अनेक उपचार पद्धतियों के मार्ग आज सुलभता से उपलब्ध हैं।

**अन्य उपचारपद्धतियाँ:**

१) आयुर्वेद योगोपचार, निसर्गोपचार, २) शिवांबू थेरपी, ३) होमियोपॅथी, बायोकेमिक, ४) ॲक्युपंक्चर, ॲक्युप्रेशर, रिफ्रेक्सोलॉजी, ५) मॅग्नेटोथेरपी ६) लेसर थेरपी, आर्ट ऑफ लिव्हिंग, एस. एस. वाय, ट्रान्स डेंटल मेडिटेशन, ८) डायट थेरपी, हॅड्रोथेरपी, ९) यूनानी मेडिसिन, १०)

और आजकल हृदयरोग टालने के दृष्टिकोन से वास्तुशास्त्र और फेंगशुई का उपाय भी बताया जाता है।

हृदयरोग टालने के लिए उसपर उपचारार्थ कौनसी उपचारपद्धति का अवलंब किया जाए, कौनसी पद्धतियों में धोखादायक नहीं हैं ? कौनसी उपचारपद्धति अ‍ॅलोपॅथी के साथ सुरक्षित है आदि अनेक प्रश्न पूछे जाते है और उनका उत्तर देना आसान नहीं है। सुदृढ स्वास्थ के तीन मूलभूत अंग माने जाते है। तन, मन और आत्मा उनका एक दूसरे के साथ बहुत निकट का संबंध रहता है। एक अंग बिगडने से उसका दुष्परिणाम दूसरे अवयव पर निश्चित होता है। इसी सिद्धान्त के अनुमान पर अनेक उपचारपद्धतियाँ अवलंबित रहती हैं ।

आयुर्वेदीय औषधोपचार शास्त्र, योगोपचार पद्धति और निसर्गोपचार प्रणाली का उगम भारत में पाच हजार वर्षों के पहले हुआ है। उसका प्रसार और उसपर अनुसंधान भारत से ज्यादा विदेश में बडी मात्रा में हो रहा है। आयुर्वेद में कफ, वात, पित्त इन तीन दोषों से शरीर का गठन हुआ है, ऐसा माना जाता है। उन से सात प्रकार की प्रकृतियों की व्यक्तियों की निर्मिती होती है। मानसिक स्वभाव सात्विक, राजस और तामस इन तीन गुणोंपर अवलंबित रहता है। इन गुण दोषों में समतोल रखना महत्वपूर्ण बात होती है। हृदयरोग भी किसी विशिष्ट प्रकृतिमान का दोष समझा जाता है और उसके अनुसार यथायोग्य आयुर्वेदिक औषधोपचार दिये जाते हैं ।

योगोपचार के आठ अंग होते है। यम, नियम, आसन, प्राणायाम, प्रत्याहार, धारणा, ध्यान और समाधि । इस राजयोग की उपचार पद्धति के द्वारा मन स्थिर होता है। एकाग्रता बढ जाती है। और हृदय को हानिकारक होने वाले रक्तस्त्राव की मात्रा कम रहती है। रक्तचाप काबू में रहता है। हार्ट अटैक की मात्रा और तीव्रता कम होती है

कुछ प्राणि स्वमूत्र चाटकर उसका प्राशन करते हैं और रोगमुक्त होते हैं । इसी निरीक्षणपर शिवांबू थेरपी अर्थात स्वमूत्र प्राशन करने की उपचारपद्धति अस्तित्व में आयी । मूत्र में युरोकायनेज नामक घटक के जरिए हृदय के आसपास की रक्तनलिकाएँ निरोगी और साफसुधरी रहती होगी ऐसा कुछ लोगों का दावा है। इस पद्धति में ज्यादा अनुसंधान की आवश्यकता है।

होमियोपॅथी और बारह क्षार यह एक प्रगत विज्ञान है। पूरा शरीर बारह क्षारों से बना है ऐसे समझकर उनमें संतुलन रखने के लिए योग्य क्षार, योग्य मात्रा में दिये जाते हैं । होमियोपॅथी की खोज भले ही जर्मनी में हुई हो फिर भी अपने देश में उसका प्रसार हुआ है । हृदयविकार के रुग्ण की शिकायत जिस दवा के कारण होनेवाली शिकायतों के साथ मिलतीजुलती है। वही दवा

अतिसूक्ष्म मात्रा में देने से रुग्ण की शिकायत दूर होती है। यही वास्तव में मूलभूत होमियोपॅथी का सिद्धान्त है। रुग्ण की तकलीफों का प्रकृतिमान को निश्चित रुपरेखा बनाकर हृदयरोग दूर करने के लिए योग्य दवा पसंद करना यह अनुभव, ज्ञान और कुशलता का काम है। यह दवा साबुदाना के आकार की जीभपर रखकर चचोडनेवाली मीठी गोलियाँ के रूप में या पानी में डालकर बूँदों के रूप में दी जाती है।

अॅक्युपंक्चर या अॅक्युप्रेशर पद्धति में शरीर के महत्वपूर्ण अवयवों का नियंत्रण करनेवाले कुछ विशेष उत्तेजक बिंदु शरीर में कुछ खास स्थान पर होते है। ऐसा माना जाता है। उन बिंदुओ का अभ्यास कर के उन बिंदुओं को ढूँढने के बाद उन बिंदुओं को सुई द्वारा या हाथ से दाब देकर उत्तेजित करने से उन अवयवों के (उदा. हृदय को) कार्य में सुधार होता है ऐसा इस विज्ञान का आधार है।

मॅग्नेटो थेरपी उपचार पद्धति में भिन्न - भिन्न आकार के लोहचुंबक छाती पर हृदय के नजदीक रखे जाते हैं । रक्त में स्थित लाल पेशियों में सूक्ष्म मात्रा में लोह रहता है। अर्थात लोहचुंबक पास रखे अवयव में रक्ताभिसरण बढ जाता है। हृद की कार्यक्षमता बढाना यही इस उपचार पद्धति का सार होगा। इसमें भी अधिक अनुसंधान की आवश्यकता है।

लेसर का उपयोग हृदयविकार के अंतिम  स्थिति में किया जाता है। हृदय की आकुंचनक्रिया बहुत कम हुई हो या किसी प्रकार की हृदयशल्यक्रिया करना असंभव समझकर (टीएमआर) ट्रान्स मायोकार्डियल रिव्हॅस्कुलरायझेशन इस पद्धति का उपयोग भारत में किसी विशिष्ट केंद्र में ही (दिल्ली और चेन्नई) किया जाता है। यह टीएमआर का उपकरण बहुत महँगा होता है। उस में लेसर किरणों का उपयोग करके हृदय के स्नायुओं में नयी प्राकृतिक रक्तवाहिनियाँ निर्माण की जाती है। दूसरे एक प्रकार में लेसर किरण संवाहक सूक्ष्म कण रक्ताभिसरण में प्रविष्ठ किये जाते है। इससे हृदय की आपूर्ति बढती है, ऐसा कुछ लोगों का दावा है। यहाँ भी गहराई में जाकर अनुसंधान की आवश्यकता है।

अन्य उपचार पद्धतियों में संयम, आहार नियंत्रण, व्यायाम, ध्यानधारणा और बदली हुई जीवनशैली पर ज्यादा जोर दिया जाता है। डीन ऑरनिश की 'रिव्हर्सल ऑफ हार्ट डिसिज' नामक किताब भी इन्ही तत्त्वोंपर आधारित है। इस उपचार पद्धति के लाभ वैज्ञानिक दृष्टी से अँजिओग्राफी और अन्य जाँच की सबूत से स्पष्ट हुए हैं ।

कौन सी उपचार पद्धति हृदयविकार का मरीज स्वीकार करें यह बात वही निश्चित करेगा। लेकिन निर्णय लेते समय मुझे किस प्रकार का जीवन जीन है? अपनी उम्र कितनी है? हृदय के अतिरिक्त अन्य कुछ अवयवों की बीमारी तो नहीं है? मुझे कितने दिनों में बीमारी से छुटकारा पाना है? मेरे लिए खर्च का बोझ यह कारण तो नहीं है? मेरे मन में ॲलोपथी या हृदय शस्त्रक्रिया का डर तो नहीं है? और अंत में जो उपचार पद्धति मैने पसंद की है वह शास्त्रीय दृष्टिकोण से हुई है या नहीं? इन सब बातों का विचार करके ही उपचारपद्धति का निर्णय ले लिया जाये।

कुछ उपचारपद्धतियाँ उत्कृष्ट है, सरल है, लाभदायक है लेकिन गहराई में जाकर अनुसंधान करने की आवश्यकता है। प्रत्येक उपचार पद्धति की अपनी अपनी सीमा होती है। लेकिन एक समय ज्यादा दुष्परिणाम होने की संभावना हो सकती है। यह बात ध्यान में रखना आवश्यक है।

इन अत्यंत गंभीर विषय पर सभी उपचारपद्धतियों के विशेषतः एकत्र आकर अपने अनुभवों पर वैज्ञानिक स्तर पे विचार विमर्श करें तो हृदयरोग का निर्मूलन होने की दृष्टि से उचित दिशा मिल सकती है।

# ४३. हृदयरोपण शल्यचिकित्सा: एक जीवनदान

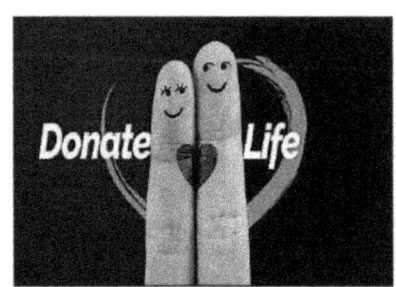

चित्र सौजन्य : गेराल्ट , पिक्साबे

हृदयरोपण शल्यचिकित्सा याने एक मृत व्यक्ति का हृदय निकालकर उसे दूसरे जरूरतमंद रुग्णपर रोपित करना और उसे जीवनदान देना ।

सच देखा जाय तो इसप्रकार की शस्त्रक्रिया दुनिया में डॉ. ख्रिश्चन बर्नाड नामक हृदयशल्यचिकित्सक ने सन १९६७ में पहली बार की। उसके बाद अनेक देशों में यही शस्त्रक्रिया नियमित शुरू है। यहाँ एक प्रश्न सब के मन में उपस्थित होता है कि भारत में हृदयशस्त्रक्रिया का प्रारंभ होने के लिए १९९४ तक क्यों रूकना पडा ? इसका कारण है कि इंद्रियप्रत्यारोपण का कानून १९९४ साल तक अस्तित्व में नहीं था। और दूसरी बात यह थी कि हमारे यहाँ मृत्यु की परिभाषा पुरानी थी।

ऐसे कई हृदयरोगी होते है कि जिनकी हृदय की पीडा इतनी जबरदस्त होती है कि किसी भी प्रकार की शस्त्रक्रिया द्वारा उन्हें लाभ नहीं होता। कुछ मरीजों के हृदय की आकुंचन क्रिया इतनी कम हुई होती है कि वह स्नायु बडी मात्रा में निकम्मा होता है। ऐसे रुग्णों के हृदयपर 'हृदयरोपण शस्त्रक्रिया' यह एकमात्र पर्याय बन जाता है।

इस शस्त्रक्रिया के लिए किसी अच्छे तंदुरुस्त हृदय की आवश्यकता होती है। इसके लिए किसी दुर्घटना में मस्तिष्क को लगी चोट के कारण मृत हुए 'दाता' की जरूरत होती है। इसमें दाता (मृत व्यक्ति) और लेता (अंतिम स्तर के हृदयरोग से पीडित व्यक्ति) की रक्तसमूह और उसके साथ पेशियों की जाँच मिलना जुलना आवश्यक बात है। इसके लिए हृदयशल्यचिकित्सकों के दो दलों की आवश्यकता है। एक दल हृदय निकालने का काम करती है और दूसरा दल लेने वाले का पुराना हृदय हटाकर नये हृदय को स्वीकार करने की तैयारी में रहती है। दाता का हृदय रिश्तेदारों की कानूनी तौर पर अनुमति प्राप्त होने के बाद निकाला जाता है। निकाला हुआ हृदय ठंडी दवा से साफ कर के एक शीतकारी यंत्र द्वारा लेने वाले के शस्त्रचिकित्सागृह में लाया जाता है. लेनेवाले के हृदय में नया हृदय रोपित करने के बाद तीन प्रमुख बातों की सावधानी बरतनी पडती है। पहली बात उसे किसी जंतुओं का संसर्ग नहीं होना चाहिए। उसके लिए उच्च दर्जे की जंतुनाशक दवा दी जाती है। साथ साथ पूर्णतः निर्जंतुक शस्त्रक्रियागृह या अतिदक्षता विभाग में रखना अनिवार्य है। दूसरी खबरदारी होती है 'हार्ट फेल्युअर' की। इसके लिए हृदय निकालना और नये स्थान पर बिठाना इनके बीच का समय कम से कम हो, जिससे यह धोखा कम हो सकता है। अब  तीसरा डर रहता है 'रिजेक्शन' का। यह नया हृदय रुग्ण के शरीर के बाहर निकालने का प्रयत्न करता है। इसलिए लेनेवाला शरीर उसे बाहर निकालने का प्रयत्न करता है। इसे 'रिजेक्शन' कहा जाता है। लेकिन आजकल 'सायक्लोस्पोरिन' जैसी दवाएँ प्रतिक्षम संस्था ( (Immunization) नियंत्रण करती है। इससे लेनेवाले के शरीर से होनेवाला विरोध कम होता है। इससे दाता का हृदय लेनेवाले के शरीर में बनाए रहता है। और लेनेवाले की आयुर्सीमा बढ़ सकती है।

## कितनी आयु बढती है?

सफल हृदयरोपण होने के बाद एक साल तक के काल में लगभग नब्बे प्रतिशत मरीज जीवित रहते हैं । अंदाजन दस से पंद्रह वर्षों तक आयु बढती है। लेकिन नियमित रूप में और जीवनभर दवाएँ लेनी पडती हैं ।

## खर्च का अनुमान

इस शस्त्रक्रिया के लिए विदेश में ज्यादा खर्च होता है। कम से कम पचास से साठ डॉलर तक खर्च होता है। भारत में हृदयरोपण शस्त्रक्रिया के आरंभ होने से एक नया दालन खुला हुआ है। भारत में कमसेकम ७ लाख से २० लाख तक रुपये खर्च आता है। रुग्ण को शस्त्रक्रिया के बाद

हर महीने ८-१० हजार रुपयो की दवा लेना आवश्यक रहता है। जल्द ही इस महँगी दवा की निर्मिती भारत में बढकर उसकी कीमत निश्चित कम होनेवाली है।

भारत में पहली सफल हृदयरोपण शल्यचिकित्सा - ऑल इंडिय इन्स्टिट्यूट ऑफ मेडिकल सायन्सेल (दिल्ली) में डॉ. पी. वेणुगोपालजी ने भारत में पहली यशस्वी शस्त्रक्रिया की है। हर एक भारतीय को इससे अभिमान महसूस हो ऐसी यह घटना है। भारत में अब अनेक स्थानों पर इस प्रकार की शस्त्रक्रिया सहजता से उपलब्ध होने की आशा है।

# ४४. कृत्रिम हृदय

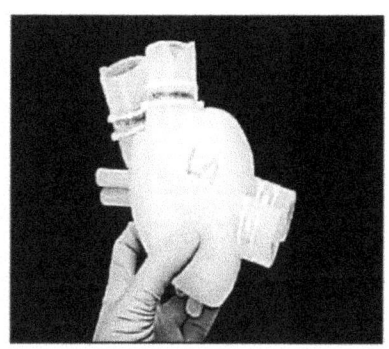

***चित्र सौजन्य : टेक क्रंच***

'कृत्रिम हृदयशस्त्रक्रिया' यह इक्कीसवी सदी की ओर वैद्यक शास्त्र की सबसे बडी देन है। अमरिका में कृत्रिम हृदय का रोपण किया हुआ पहला मरीज आज भी सहीसलामत है।

सामान्यतः हृदय की व्याधि से ग्रस्त आदमी पर पहले दवादारू का इलाज किया जाता है। इसके बाद शस्त्रक्रिया किए बिना उपचार प्रक्रिया होती है। नहीं तो हृदय शस्त्रक्रिया की जाती है। एकदम निकम्मा हृदय पर ऊपर वर्णित सारी उपचारपद्धतियाँ नाकाम होती है। ऐसे मरीज के लिए 'कृत्रिम हृदय' एक वरदान ही है। इतना ही नहीं ढलती उम्र में देह की अच्छी गठनवाले बूढे लोगों का हृदय अगर निकम्मा हो तो उस निकम्मे हृय के साथ कृत्रिम हृदय जोड देना यही एकमात्र इलाज है।

पुर्णतः नाकाम हृदय के रुग्णपर भी हृदयरोपण की शस्त्रक्रिया की जाती है, लेकिन मस्तिष्क की बीमारी के कारण मृत हुए दाता का हृदय उपयोग में लाया जाता है। अमेरिका में लगभग अढाई हजार से ज्यादा हृदयरोपणक्रियाएँ हुई लेकिन इस प्रकार की शस्त्रक्रियाओं में अत्याधिक दिक्कते आयी। इसमें दाता और मरीज दोनों के हृदय का तालमेल होना अत्यावश्यक है। और खासकर योग्य समयपर दाता का हृदय उपलब्ध होना अत्यावश्यक है। और खासकर योग्य समयपर दाता

का हृदय उपलब्ध होना भी जरूरी है। इसके लिए योग्य दाता की प्रतिक्षा करनी पडती है। उसी में ही कई रोगियों की मृत्यु हो सकती है।

इसी कठिनाई को दूर करने का मार्ग ढूँढते समय कृत्रिम हृदयरोपण के उपाय  का प्रयास शुरू हुआ। अंशतः उसमें भी सफलता मिली।

१९८२ में जारव्हिक - ७ नामक एक कृत्रिम हृदय डॉ. क्लार्क नाम के रुग्ण के हृदयपर स्थापित किया था। अमरिका में हुई इस शस्त्रक्रिया के बाद मरीज केवल एक सौ बारह दिनों तक ही जीवित रहा।

यह नकली हृदय का आकार बहुत बडा था। इसलिए वह बेहुदा साबित हुआ। इसमें मरीज को ही एक मशीन से जोडा हुआ जैसा दिखायी देता था। वही यंत्र हवा के दबाव से चलता था इसलिए रोगी को सिलिंडर से लगा रहना पडता था। इस अजीब कृत्रिम हृदय का उपयोग केवल हृदयरोपण के लिए योग्य दाता का हृद्य प्राप्त होने तक बीमार को जीवित रखने के लिए केवल अस्थायी ढंग की स्थिती में उपयोगी था। अंतमें रक्तस्त्राव, जंतुओं का प्रादुर्भाव, पक्षाघात का दौरा और तांत्रिक रुकावट के कारण इसप्रकार का अप्राकृतिक हृदय अयशस्वी साबित हुआ। अब वैज्ञानिकों के सामने दो महत्वपूर्ण समस्याएँ थी। हृदयरोपण के बाद रुग्ण का शरीर उसे अस्वीकार करता था () और दूसरी कठिनाई थी। दाताओं के हृदयों की कमी। साथ साथ उसके लिए आवश्यक अत्यंत महँगी दवाइयाँ थी। उस दवाइयों के दुष्पपरिणाम का रोगग्रस्त पर पडनेवाला बुरा असर यह बात तो अलग थी इस प्रथम असफल कृत्रिम हृदयरोपण के प्रयोग का अनुभव लेकर सारी समस्याओं का हल निकालने के लिए एक दूसरे ढंग के और परिपूर्ण रूप से कृत्रिम छोटे आकार के हृदय की नितांत अवश्यकता थी। प्राणियों के हृदयपर इस विषय के संदर्भ में अनुसंधान तेजी से शुरू ही हुआ। अंत में अथक प्रयत्नों के बीस साल बाद यश पल्ले पडा।

दो जुलाई २००१ में अमरिका में लुईस विले केटक्की में ज्युईश अस्पताल में ५९ साल की उम्र के रॉबर्ट टूल्स नामक रोगी को पहले पूर्णतः कृत्रिम और स्थायी स्वरूप का हृदय लगाया गया। यह नौ सौ ग्रॅम भार के हृदय का नाथ था 'ॲबियोकोर' उसमें एक गिअर की मोटर होती है। यह मोटर हर मिनट में दस हजार बार घूमती है। इससे एक प्रकार का दबाव (प्रेशर) निर्माण होता है। एक झडप () झिल्ली की सहायता से यह बाद (प्रेशर) एक बार दाहिने ओर दूसरी बार बाई ओर कम या ज्यादा होता रहता है। दाहिने भाग के दबाव से रक्त फेफडे में डाल दिया जाता है और

बाये भाग के दबाव से रक्त शरीर में ढकेल दिया जाता है। जैसे ऊँची इमारतों के ऊपरी भाग में स्थित पानी की टंकी में पानी खींचने के लिए कल (पंप) होती है वैसा यह कार्य रहता है। हृदय की यह मोटर की सहायता से काम करती है। उसके दो सेट (संच) होते हैं । एक बैटरी उदर की चरबी में और दूसरी बाहरी बैटरियाँ भारित (चार्ज) करना पडता है। बाहरी बॅटरी से अंदर की बैटरी अपने आप भारीत होती है। इस शस्त्रक्रिया में मरीज का निकम्मा हृदय छाती के मध्यभाग की हड्डी काटकर निकाला जाता है। शुद्ध रक्तवाहिनी तथा फुफ्फुस की नलिकाएँ कृत्रिम हृदय को स्टॅपलर जैसी सीधी पद्धति से जोडी जाती है। यह शस्त्रक्रिया का काम लगभग सात आठ घंटों तक चलता है।

थोडे ही दिनों में मजबूत और छोटे आकार की बॅटरियाँ उपलब्ध होगी। आज उसकी कीमत एक लाख डॉलर है फिर भी कुछ दिनों बाद वही कम होगी। इस कृत्रिम हृदय के लिए न दाता ढूँढने का प्रश्न और न शरीर से अस्वीकार करने का धोखा । जैसे जैसे इसके बारे में प्रयोग यशस्वी होंगे वैसे वैसे ज्यादा कंपनियाँ और अनेक देश उसके उत्पादन में और अनुसंधान में सहभागी हो सकते हैं । भारत में भी ऐसे हृदय आने में ज्यादा समय नहीं लगेगा। शस्त्रक्रिया की तकनीक में भी सुधार होगी । इस प्रकार अब हृदय का यांत्रिकीकरण होने का नया पर्व शुरू होता है।

# ४५. यंत्रमानव से शल्यचिकित्सा

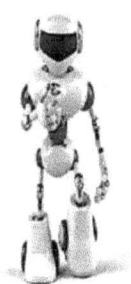

चित्र सौजन्य : ज्युलियन ,पिक्साबे

विज्ञान ने सभी क्षेत्रों में प्रगति की है। अंतराल में यान जाने लगे। चाँदपर मानव जा पहुँचा है। विस्तृत संगणकीकरण हुआ। चिकित्सिय क्षेत्र में भी बहुत तरक्की हुई है। यंत्रमानव और कृत्रिम हृदय भी आया। यंत्रमानव की सहायता से हृदयशस्त्रक्रिया करना एक स्वप्नपूर्ति है। जर्मनी में इस प्रकार की शस्त्रक्रिया में सहभागी होने का मुझे अवसर मिला। यंत्रमानव को प्रथम देखकर मैं कृतार्थ हो गया । शास्त्रों की प्रगति कितनी गति से हो रही है इसी का मैने अनुभव किया ।

हृदय की शस्त्रक्रिया अन्य शस्त्रक्रियाओं की तुलना में बहुत पेचिदा, झंझट भरी और कठिन होती है। उसमें हृदयशल्यचिकित्सक की मानसिक और शारीरिक स्थैर्य की परिक्षा ही रहती है। शल्यचिकित्सक भी मान होता है। उसके शारीरिक और मानसिक तनाव असह्य होने का दुष्परिणाम शस्त्रक्रियापर होने की संभावना होती है। ऐसी परिस्थिती में यंत्रमानव के फायदे ध्यान में आते है। यंत्रमानव के हाथ स्थिर रहते है। भावनाओं का या किसी भी तनाव का उसपर कुछ परिणाम नहीं होता है।  वह नहीं थकता । यंत्रमानव की सहायता लेने से हृदयशस्त्रक्रिया के लिए ज्यादा लोगों की जरूरत नहीं रहती । जिससे शल्यचिकित्सागृह में भीड नहीं होती। उसमें छाती की हड्डी उरोस्थि काटने की आवश्यकता नहीं होती। दो या तीन छोटे छिद्रों की मद्द से शस्त्रक्रिया यंत्रमानव के हाथों से की जाती है। मरीज का स्वास्थ्य जल्दी होता है। रुग्ण को जल्दी

घर भेज सकते है। प्रचलित शस्त्रक्रिया के बाद लिया जानेवाला विश्राम जल्द समाप्त होकर वह शीघ्र ही तरोताजा होता है। शस्त्रक्रिया के बाद बितायी गयी लंबी छुट्टी रिश्तेदार और मित्रों का आना-जाना, सीमित गतिविधीयाँ इससे रुग्ण जल्द ही मुक्त होता है। बहुत बडी शस्त्रक्रिया हुई है। इसप्रकार की भावना उसे नहीं सताती । इस शस्त्रक्रिया के लिए बडे शल्यचिकित्सा गृह होने की आवश्यकता नहीं है हमेशा की तरह शस्त्रक्रिया करने से पहले रुग्ण का संज्ञाहरण किया जाता है। रुग्ण की छाती साफ करके ड्रेपिंग किया जाता है, अनंतर निर्जंतुक किये हुए दो कृत्रिम हाथ और बीच में कॅमेरा यंत्रमानव को जोडा जाता है। छाती के दाहिने ओर तीन छोटे छीद्र बनाकर उस में से कॅमेरा और दोनों कृत्रिम हाथ छाती में सरकाए जाते है। रुग्ण के पास एक संज्ञाहरणतज्ज्ञ और एक परिचारिका होती है। कुछ मद्द की आवश्यकता हो तो एक सहाय्यक शल्यचिकित्सक हाजिर रहता है। प्रमुख शल्यचिकित्सकगृह के एक कोन में या पास वाले कमरे में रहता है। इसमें एक 'व्हयू फाईंडर' बिठाया जाता है । उसमें से शल्यचिकित्सक को छाती के सभी हिस्से स्पष्ट रूप में त्रिमिती पद्धति से दिखाई देते है। इस माऊस जैसे यंत्र की सहायता से इस यंत्रमानव के हाथ छाती में शस्त्रक्रिया करते हैं । शल्यचिकित्सक के आदेश के अनुसार परिचारिका गरज के अनुसार भिन्न भिन्न हात बदलती रहती है। उदा. टाके सिलाई के हाथ, रक्तस्त्राव बंद करने के हाथ इ.

कन्सोल के नीचे पाँव के स्थानपर फूट कन्ट्रोल पॅनेल होता है। मोटर कार के पैंडल जैसे उसे दबाने से छाती में हवा भर दी जाती है या सलाइन का फौवारा उडा दिया जाता है। या रक्त सलाईन सोख जाता है। कॅमेरा की काँच साफ रखी जाती है। शस्त्रक्रिया करते समय हुआ रक्तस्त्राव व्यर्थ नहीं जाता । इस रक्तको सोखकर साफ कर के फिरसे रुग्ण को दिया जाता है। इस रीति से शुद्ध रक्तवाहिनियाँ निकालना, हृदयपर स्थित रक्तवाहिनी खोलना और जोड काम करना ये सब यंत्रमानव के हाथों किया जाता है। जोडकाम करते समय हमेशा जैसे टांके नहीं सर्जिकल स्टॅपलर्स का उपयोग किया जाता है। हृदय की पिछली या नीचे की रक्तवाहिनियों पर जोडकाम करना हो तो उसके अनुसार छिद्र किये सरकाए जाते हैं । यंत्रमानव के हाथ छाती में सरकता जाते है। यंत्रमानव की सहायता से सिलाई काम करने के लिए अनेक घंटों का अभ्यास करना पडता है। हररोज की शस्त्रक्रिया की तुलना में ज्यादा कुशलता से चुनौति भरा और थोडा ज्यादा समय लेनेवाला यह तकनीक है। अगर बायपास की शस्त्रक्रिया बंद न करते करना हो तो हार्टलंग मशीन की जरूरत ही नहीं होती। शायद कुछ दुर्घटना की परिस्थिति निर्माण होनेपर ही छाती खोलना पडता है और हमेशा जैसी बायपास की शस्त्रक्रिया करनी पडती है।

यंत्रमानव का उपयोग अभी केवल बायपास सर्जरी तक ही सीमित नहीं है। झडप (Valve) बदलना या जन्मजात बीमारी पर शस्त्रक्रिया करना भी संभव हो रहा है। इसके लिए जाँघ की शुद्ध और अशुद्ध रक्तवाहिनियों में प्लैस्टिक की नलियाँ डाली जाती हैं । उन्हें हार्टलंग मशीन को जोडा जाता है। इसे पोर्ट अॅक्सेस सर्जरी कहा जाता है। इस पद्धति से छाती न खोलते हृदय बंद किया जाता है। इस में छाती केवल दो या तीन इंचोंतक काटी जाती है। इस छोटे रास्ते में से झडप (Valve) बदलना या जन्मजात दोषों की दुरूस्ती करना संभव होता है। रुग्ण को दो से तीन दिनों तक बाद उसके घर पहुँचा दिया जाता है। शस्त्रक्रिया से आठ से दस दिनों के बाद वह कामपर जाने लगता है। दो हफ्तों के बाद वह मोटर भी चला सकता है।

आजकल पाश्चात्य देशों में खासकर अमरीका अमेरिका और यूरोप के कुछ देशों में यंत्र मानव की सहायता से की हुई शस्त्रक्रिया एक आकर्षक बात बन गयी है। यंत्रमानव का खर्च खूब ज्यादा होता है। उसके लिए आवश्यक यंत्रसामग्री और जोडकाम के टाके भी बेहद महँगे होते है। अपने देश में इसप्रकार की शस्त्रक्रिया की उपलब्धता आने में कुछ अवधि लगने वाली है, ऐसा दिखाई देता है।

एक कदम और आगे जाकर इंटरनेट की सहायता ले ली जाती है। हृदयशल्यचिकित्सक दूर हो तो भी इंटरनेट की मद्द द्वारा लंबी दूरी से भी यह शस्त्रक्रिया कर सकेगा ऐसा प्रयत्न जारी शुरू है। कुछ तकनीकी कठिनाईयाँ उत्पन्न हो तो वहाँ के स्थानिक शल्यचिकित्सक को हमेशा की पद्धति से यह शस्त्रक्रिया करनी पडती है।

बडे पैमाने पर इन पाँच दस वर्षों में इस क्षेत्र में परिवर्तन की अपेक्षा है।

यह भी मजे की बात है कि हमारे लिए जो हृदय प्रेम और भावनाओं की प्रतिक है वहीं 'दिल' अब भावनाशून्य यंत्रमानव के हाथों सौपा जाएगा। हां !! दिल देकर दर्द की मात्रा न लेनी हो तो यह भी करना पडेगा।

# ४६. हृदयरोगोपचार और व्यावसायिकता

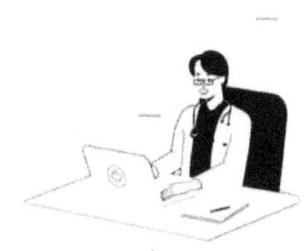

चित्र सौजन्य : मेगन , पिक्साबे

हृदयरोगोपचार के बारे में अपने देश में व्यावसायिकरण होता है। इस प्रकार का प्रतिपादन कई बार सुनाई देता है। उसमें कितनी सच्चाई है यह आजमाना आवश्यक है। कोई भी मरीज और रिश्तेदार जब किसी तज्ज्ञ के पास पहली बार जाता है, उस समय कुछ खास अपेक्षाएँ रखता है। अगर इन अपेक्षाओं की पूर्ति न हो या उचित विश्वास वह विशेषज्ञ प्राप्त कर न सके तो उस मुलाकात के बाद तज्ज्ञ की व्यावसायिकता के बारे में संदेह या अविश्वास उत्पन्न होता है। रुग्ण और डॉक्टर के संबंध हृदयस्पर्शी हो ऐसा सब को लगता है। वैसे मरीज और इसके रिश्तेदार आशंकित को प्रथम बार मिलने जाता है, तब थोडे चौकन्न से रहते है। उसी का नाम सुनकर या शायद किसी डॉक्टर द्वारा भेजने पर वह उसे मिलेन जाता है। उनकी पहली अपेक्षा रहती है कि उन्हे तज्ज्ञ के साथ बोलने का यथेष्ट समय मिले । साथ- साथ रुग्ण की सारी आपत्तियाँ ध्यान से सुने, उनकी आशंकाएँ पूरी तरह से दूर करें। रोग का निर्णय और रोगोपचार के बारे में चर्चा करते समय उसमें पारदर्शिकता रखे । उसे सबकुछ बता दे। कुछ भी छिपाकर न रखें। उसके साथ मित्रतासे बोले. उपचार में संभवनीय खतरे हो तो स्पष्ट करें। पैसों के बारे में एकवाक्यता रखे ऐसी अनेक अपेक्षाएँ होती है। वास्तव में यह सब सही है।

सौभाग्य से अपने देश में अभीतक रुग्ण और डॉक्टर के संबंध अनेक बार घनिष्ट दिखायी देते हैं । डॉक्टर अगर सारी औपचारिकता का पालन करते रहे तो रुग्ण और रिश्तेदार कहते हैं , 'डॉक्टर हमारा आप पर पूरा भरोसा है। आप जो करे वही सब कुछ तो हमें नही समझता, समझ लेने की

इच्छा भी नहीं। आप जो करेंगे वही योग्य ही होगा।' इ.इ. सच कहा जाय तो ऐसे वाक्यो से डॉक्टर का मनोबल बढता है। घरेलु संबंध उनमें प्रस्थापित होते है। रोगोपचार एक अव्यावसायिकता की भावना की भावना निर्माण होती है। डॉक्टर लोग अकारण ही या हद से ज्यादा जाँच पडताल करने की बात तो सुझाते होंगे, इस प्रकार की आशंकाएँ अनेक लोगों के मन में आती है। सच कहा जाय तो कोई भी तज्ज्ञ केवल स्टेथॉस्कोप छातीपर रखकर किसी हृदयरोग का सकारात्मक या नकारात्मक निर्णय निश्चयपूर्वक नहीं कर सकता। उसे किसी निश्चित जाँच अत्यावश्यक होती है। इसी जाँच पडताल के द्वारा शायद डॉक्टर को फायदा मिलता है। 'ऐसा किसी को लगे तो वास्तव में बहुत थोडा लाभ मिलता है लेकिन जाँच किए बगैर निर्णय असष्ट रहे तो वहीं जाँचपडताल क्यों नहीं की? ऐसे भी रुग्ण बाद में डॉक्टर को पूछ सकते है। इसके बारे में आजकल ग्राहक पंचायत का डंडा डॉक्टर को दिखाया जाता है। इन सब परिस्थितियों में सुवर्णमध्य रखने में ही होशियारी है।

जाँच करने के केंद्रों का खुल्लमखुल्ला प्रकटीकरण करने की बात रुग्ण को ज्यादा लगती है। उदाहरण के लिए 'डिस्काऊंट कार्ड', निरीक्षण केंद्रो का डिजिटल डिस्प्ले, हॅन्ड बिल, केबल पर प्रसिद्धि इनके बारे में रुग्णों के प्रतिक्रियाएँ अच्छी नहीं रहती । आगे चलकर आप अगर ज्यादा रुग्ण ले जाये तो जाँच मुफ्त में कर दी जाएगी । इसी प्रकार के चेन मार्केटींग की कल्पना भी रुग्ण को नैतिक दृष्टि से स्वीकार्य  नहीं लगती । रुग्ण पाने के लिए आर्थिक समझोता या मेल रखना, प्रसिद्धी माध्यम का दुरूपयोग करना, रुग्ण को झूठी आशा दिखाना, दिशाभूल करना आदि अनेक बाते निश्चित है। रुग्ण सेवा के क्षेत्र में किसी भी प्रकार की बेफिक्री या लापरवाही या समझौता किसी को भी असह्य होती है। इसके बारे में दो राय नहीं हो सकती ।

कोई भी तज्ज्ञ अपने तत्वपर सलाह देता रहता है। शल्यक्रिया या अन्य उपचार पद्धति न करने से उसके दुष्परिणाम होंगे यही स्पष्ट किया जाता है। यह करते समय कुछ तज्ज्ञ सौम्य पद्धति से तो कोई तीव्र स्वरूप दिखाकर डर पैदा करते है। इस कथन की पद्धति से डॉक्टर के बारे में मत बनता है। सच कहा जाए तो मरीज पर किसी भी प्रकार का जुल्म तो नहीं होता। अगर कुछ आशंका मन में हो तो धैर्य के साथ कुछ सलाह लेना उचित होता है। हृदय के तज्ज्ञ लोग ज्यादा पैसे लेते है। यही भावना सभी जगह दिखायी देती है। अपनी उम्र के अडतीस सालों तक उच्च शिक्षा लेकर जब कोई तज्ज्ञ व्यवसाय करन का प्रारंभ करता है उसी समय उसकी भी कुछ कीमत होती है। यह कीमत विदेश में उतने ही स्तर के तज्ज्ञ डॉक्टर की तुलना में बहुत कम होती है। अथवा उत्तम प्रकार की हृदयशस्त्रक्रिया के लिए आवश्यक अस्पताल का खर्च और डॉक्टर की

फीस पाश्चात्य देश की तुलना में खूप कम है. यह बात जानकर डॉक्टरी पेशा में अर्थार्जन करना कितना कष्टदाई और मूल्यवान है यह बात केवल डॉक्टर के पालक और रिश्तेदार सहजता से जान सकते है।

कोई डॉक्टर कितनी फिस लेना पसंद करता है, यह रुग्ण और डॉक्टर के बीच का एक प्रकार का 'करार' होता है। यह फीस उस डॉक्टर का ज्ञान, शिक्षा, अनुभव, नाम या शस्त्रक्रिया के यश पर अवलंबित होता है। मशहूर तज्ज्ञ अपने निजी व्यवसाय में फीस की मात्रा बहुत ज्यादा रखे तो रुग्णों का आना बंद होगा और बहुत कम रखे तो बहुत भीड होगी। उसे श्वास लेने के लिए भी अवसर नहीं मिलेगा। डॉक्टर का मुआवजा का आर्थिक तनाव अपने देश में मरीज को निश्चित महसूस होता है। इसका प्रमुख कारण पाश्चात्य देशों जैसी अपने देश में बीमा योजना अब तक पूर्णतः कार्यरत नहीं है। बहुत कम रोगियों को अन्य स्थानों से अर्थसहायता मिलती है। निजी क्षेत्र में काम करने वाले विशेषज्ञों को व्यवसाय की पवित्रता और सामाजिक ऋण को ध्यान में रखना चाहिए। ध्यान रखकर अपने जीवन का कम से कम दस प्रतिशत समय मुफ्त कार्य के लिए दें दे या दस प्रतिशत मरीजों पर अल्प दाम लेकर या मुफ्कत में शल्यक्रिया करें। ऐसा करने से तज्ज्ञ लोगों का आशीर्वादों का जमा खाता (बँक आऐफ ब्लेसिंग्ज) निश्चित बढता जाएगा। यह आय उन्हें चिरकाल उपयोगी होगी। ऐसा होने पर डॉक्टरी व्यवसाय यह सच्चे अर्थ से चिकित्सीय व्यवसाय ही है। यह बात सिद्ध होगी।

# ४७. चमत्कारी हृदय

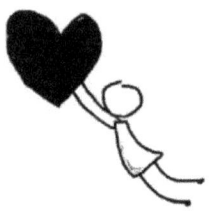

*चित्र सौजन्य : एलिजा , पिक्साबे*

हृदयशस्त्रक्रिया के समय या उसके बाद रुग्ण की तबीयत में सभी प्रकार के उतार चढाव होते रहते है और यह अपेक्षित भी है और अपने काबू में रखने लायक भी है। लेकिन कभी- कभी मरीज की तबीयत बडी गंभीर हो जाती है। अनेक तज्ज्ञ डॉक्टरों का अभिप्राय लिया जाता है। सर्व प्रकार के प्रयत्न किये जाते है। लेकिन अपयश भुगतना पडता है। निरूपाय होकर मरीज के निकटवर्तियों को बुलाने की सलाह दी जाती है। रिश्तदोरों को मन की तैयारी करनी पडती है। मरीज के जीवितरहने का कुछ घंटों का कालवधि डॉक्टर द्वारा बताया जाता है। और ऐसी परिस्थिती में अचानक रुग्ण की तबीयत सुधरने लगती है। सब के लिए यह तो सुखद धक्का ही बनता है। प्रत्येक शल्यविशारद इस प्रकार के चमत्कार का अनुभव लेता ही रहता है।

मुझे पाँच छः साल पहले ऐसा ही अनुभव मिला। एक सत्तर साल की उम्र के रुग्ण की मैने बायपास शस्त्रक्रिया की थी। शस्त्रक्रिया तो सुचारू रूप से समाप्त हुई थी । दो दिन अतिदक्षता विभाग में रहकर रुग्ण तीसरे दिन उसके कमरे में भेजा गया । छाती के अंदर रखी नलियों में से कुछ स्त्राव आता था इसलिए नलियाँ निकाली नहीं थी । चौथे दिन सबेरे अचानक रुग्ण मूर्छित हो गया। वह सुधबुध खो बैठा। उसका हृदयस्पंदन कमजोर हुआ। तुरंत रुग्ण को अतिदक्षता विभाग में लाया गया। रुग्ण को 'सी.पी.आर.' याने एक्सटर्नल कार्डियाक मसाज देना शुरू हुआ। इसप्रकार बंद हृदय शुरू करने पर अचानक छाती की नलियों से प्रचंड रक्तस्त्राव शुरू हुआ ।

जोडकाम किये हुए हृदय की रक्तनलिकाओं को कहीं चोट लगी होगी और इसलिए रक्तस्त्राव होने लगा होगा ऐसा प्राथमिक अंदाजा था। छाती में रखी नलियोंद्वारा आये रक्त से तीनों बोतले भर गयी। देखते-देखते अढाई से तीन लीटर तक रक्तस्त्राव हुआ, तबतक भरपूर सलाईन दिया गया था। रक्त भी जल्द उपलब्ध हुआ। मरीज को कृत्रिम श्वसनयंत्र के साथ जोड दिया इस से हृदय के स्पंदन में सुधार हुई लेकिन रक्तदाब बहुत कम हुआ था। सब प्रकार की दवाइयाँ की उपाययोजना शुरू थी। दवा देने से रक्तदाब बढने लगा तो रक्तस्त्राव भी ज्यादा होने लगा। दुबारा छाती खोलने का निर्णय लिया गया। लेकिन उसमें भी बडा धोखा था। रुग्ण की बेहोशी का निदान नहीं होता था। मस्तिष्क से रक्तस्त्राव के कारण बेहोशी है या मस्तिष्क की रक्तवाहिनी में कुछ अटकाव निर्माण हुआ है यह बात समझना कठिन होता जा रहा था। सीटी स्कैन की जाँच जरूरी थी, लेकिन मरीज को हिलाना असंभव था। ऐसी हालत में रक्त जम जाने की दवा देना मस्तिष्क के लिए हानिकारक था इसके विपरित मस्तिष्क की रक्तवाहिनीयों में रुकावट होने से बेहोशी है ऐसा माना जाए तो रक्त पतला रखने की दवा दी तो रक्तस्त्राव बढने का खतरा था।

रक्त की बोतले दी जाती थी। रुग्ण बेदह सफेद हो रहा था। रक्तदाब में सुधार नहीं था। पेशाब की मात्रा कम हुई थी। मस्तिष्क के तज्ज्ञों ने गंभीर स्थिति जाहीर की थी। वृक्क के तज्ज्ञों ने वृक्क में बिगाड की बात बता दी थी। डायलिसिस करने की सलाह दे दी गयी। उसी मार्ग से उपचार शुरू ही था। हम रक्तचाप बढाने के पीछे थे। रुग्ण का विद्युतस्पंदन आलेख निर्दोष था। इससे स्पष्ट हुआ कि बायपास शस्त्रक्रिया ठीक हुई थी। केवल यही एक अच्छी बात थी। सात दिन सतत प्रयत्न करके भी यश नहीं मिला था। रक्तदाब तो कम ही था। रुग्ण आँखे नहीं खोलता था। सब लोगों ने आशा छोड दी थी। रिश्तेदारों को बुलाने के बारे में बता दिया गया था। रुग्ण अब कुछ घंटों तक ही जीवित रहेगा ऐसा लगने लगा था। सब तज्ज्ञों का यही मत था। आठवे दिन बडे तडके अतिदक्षता विभाग के निवासी डॉक्टर का फोन घर में आया। मुझे लगा अब वह रुग्ण की मृत्युवार्ता देगा परंतु अत्यंत हर्षयुक्त आवाज में उस डॉक्टर ने बताया कि रुग्ण की सुधबुध वापस आयी है। रक्तदाब बढ गया है। पेशाब बहना शुरू हुआ है। रक्तदाब पूर्णतः बंद है।

मुझे तो विश्वास ही नहीं होता था। पलभर लगा कि मैं कुछ स्वप्न देख रहा हूँ। तुरंत मैं घर से अतिदक्षतागृह में गया। रुग्ण को अपनी आँखो से देखा। हाथ लगाकर देखा तब विश्वास हुआ।

सचमुच वह एक दैवी चमत्कार था। सब लोगों ने यह बात स्वीकार कर ली थी। अब वह रुग्ण बहुत सशक्त है। हृदयशस्त्रक्रिया के पहले उसकी मानसिक स्थिति बहुत मजबूत थी। मैं निश्चित जीवित रहूँगा। उसे अपने कुलदैवता पर प्रगाढ श्रद्धा थी। यही बात वह बार बार कहता था।

ऐसी विलक्षण चमत्कारिक घटना का अनुभव पानेपर शरीर के बारे में भावना बदल जाती है। अपने तन, मन और शास्त्रीय सिद्धान्तों के पार सचमुच एक अद्वितीय अवयव है, इसपर विश्वास हुआ। हृदयशल्यचिकित्सक जैसे जैसे यशस्वी हृदयशस्त्ररिया करने लगते है तैसे वे नास्तिक बनने लगते है। पलभर में खुद को परमेश्वर मानने लगते है, लेकिन जब कठिन प्रसंगों का सामना करना पडता है तब 'थैंक गॉड', 'अरे देवा', 'हे परमेश्वर' जैसे शब्द उनके मुख से सहजता से बाहर निकलते है। रुग्ण जब सुधर जाता है तब 'मेरी शस्त्रक्रिया से' और कुछ बुरा हुआ तो 'ईश्वरेच्छा बलियसी' बताया जाता है।

करोनरी आर्टरी डिसीज होने के संभाव्य कारणों की सूची दिन ब दिन बढती जाती है। हररोज एक नया सिद्धान्त सामने आता है लेकिन कुछ निश्चित कारण नहीं मिलता। हृदय के बारे में शास्त्रीय ज्ञान अधूरा ही है. जिन मरीजों का खुद पर उपचार करने वाले तज्ज्ञोंपर और परमेश्वर पर विश्वास रहता है, उनके बारे में अपप्रसंग कम होते है, ऐसा देखा गया है। ऐसे रुग्णों की तबीयत बिगड जाने पर कुछ चमत्कार होकर सुधर जाती है। हृदयशस्त्रक्रिया के पहले सकारात्मक मानसिक स्थिति अत्यंत महत्वपूर्ण होती है। इस विषय पर बहुत अनुसंधान हो रहा है। शस्त्रक्रिया के पहले स्वसंमोहनशास्त्र की योजना, प्रिऑप सायको थेरपी, म्युझिक थेरपी, अॅरोमाथेरपी आदि मानसिक शक्ति वृद्धिंगत करने के दृष्टिकोन से विचारविमर्ष और प्रयोग जारी है। ऐसा यह चमत्कारिक हृदय उस पर मजबूत मन और कुछ अज्ञात शक्ति का प्रभाव होता है। इसका अनुभव बारबार मिलता है।

# ४८. हृदय: एक प्रेम का प्रतीक

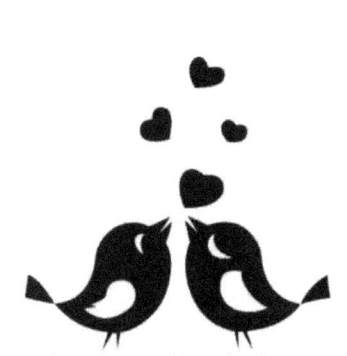

चित्र सौजन्य : जी.डी.जे, पिक्साबे

हृदय का स्नायु शरीर के अन्य स्नायुओं की तुलना में बिलकुल निराला होता है। अगर यह स्नायु निकामी हो तो दुबारा पूर्ववत नहीं होता। अगर उसपर जोडकाम किया जाए तो भी चोट तो लगती ही है और उसकी निशानी रहती ही है। उसकी आकुंचनक्रिया सदा के लिए कम होती है। मतलब हृदय सच्चे अर्थ से आईना जैसा रहता है-बह पारदर्शी भी रहता है। फूटे आईने के जोड काम किये जा सकते है लेकिन उसमें चेहरा विद्रूप दिखायी देता है. इसलिए किसी के भी हृदय को भावनिक पीडा नहीं होनी चाहिए। उसमें हमेशा के लिए दरार पडती है. जो बाते मन से विचार से और बुद्धि से की जाती है वे मस्तिष्क के संदेश के अनुसार ही होती है। वहाँ व्यवहार होता है। वहाँ लाभ हानि आजमायी जाती है। लेकिन जहाँ बाते भावनाओं से की जाती है वहाँ बाते सीधे हृदय से निकलती है। वहाँ व्यवहार के लिए स्थान नहीं, हिसाब नहीं, लेन देन नहीं रहती। इसलिए प्रेम का, करुणा का, वात्सल्य का वैसे ही प्रतिशोध का भी मूलकेंद्र हृदय ही होता है। जो निर्णय मनुष्य हृदय से लेता है वहाँ शक्ति रहती है, उत्साह है, ध्येयप्राप्ति की तडप है, वह एक दावानल जैसा होता है। उसे कोई भी रोक नहीं सकता।

किसी भी काव्य ले लो, उपन्यास ले लो, गायन, चित्रपट लें उस में हृदय का स्थान अग्रिम रहता है। इस हृदय उर्फ दिल उर्फ कलिजा इन शब्दों के सिवा बाकी सारा फीका पड जाता है। दिल, दिल दिया दर्द दिया, दिलवाले दुल्हनियाँ ले जाएँगे, दिल तो पागल है, दिल है कि मानता नहीं,

दिल दे चुके सनम, दिल चाहता है, फिर भी दिल है हिंदुस्थानी, कट्यार काळजात घुसली आदि अनेक नाटक और चित्रपटों का नामकरण हृदय के नाम से होता रहता है। किसी अंताक्षरी के खेल में दिल शब्द के 'द' अक्षर से प्रारंभ होने वाले हिंदी गीतों की कमी कभी नहीं होती। भारतीय चित्रपटों में तो गानों के सिवा हो ही नहीं सकता इसलिए हृदय का अस्तित्व अबाधित रहता है। दुनिया भर में किसी के भी सफलता की सराहना करनी हो तो 'हार्टी कॉंग्रेच्युलेशन्स' का शब्दप्रयोग किया जाता है। अध्यात्मिक क्षेत्र में हृदय का स्थान अति उच्च है। हृदय आत्मा का स्थान माना जाता है। कुंडलिनी जागृति शास्त्र में एक महत्वपूर्ण चक्र हृदय में है। ऐसा समझा जाता है। महायोगी अपनी दिव्यशक्ति से इस हृदय की गति कम या ज्यादा कर सकते है। इतना ही नहीं निश्चित समयपर समाधिस्त होकर यह हृदय बंद कर सकते है। ऐसे दिन रात अविरत काम करने वाला यह हृदय अपनी कृती द्वारा हमें निरंतर काम करने की सीख भी देता है।

प्रेम का स्तान हृदय में ही है। प्रेम करने वाले दो प्रेमी जब पास आते है तब हृदय की धडकने बढती है। अनेकों का यह अनुभव है। हृदय का प्रतिबिंब आँखों द्वारा दिखायी देता है। आँखों को हृदय का पेरिस्कोप कहना उचित होगा। अंदर गहराई में हृदय में क्या चल रहा है वहीं आँखों द्वारा सहजता से देखने को मिलता है। इसलिए कहा जाता है कि नजर द्वारा दो हृदय एक दूसरे को सिमट जाते है।

कर्ण के समान अत्यंत उदार प्रवृत्ती के लोगों को विशालदिल कहा जाता है। ऐसे भावनिक, अध्यात्मिक और शास्त्रीय भी दृष्टि  से अति महत्वपूर्ण अवयव की ओर दुर्लक्ष करना कठिन काम है। उसका यथायोग्य ज्ञान होना अनिवार्य है। सुखी और शतायुषी जीवन का रहस्य उसी में है।

१९८१ में, मेरे चौपन वर्षीय पिताजी बायपास शस्त्रक्रिया करते समय चल बसे। उस समय हृदयरोग का या रोगोपचार का अज्ञान, अद्ययावत यंत्रसामग्री का अभाव, आर्थिक अभाव के कारण पिता की छत्रछाया हमारे परिवार से छीन ली गयी । कुछ दिनों बाद मैं हृदयशल्यचिकित्सक बना। उनकी मृत्यु से मुझे यह लेखन की प्रेरणा मिली।

www.ingramcontent.com/pod-product-compliance
Lightning Source LLC
LaVergne TN
LVHW061613070526
838199LV00078B/7270
*9789365540116*